Knaur

Maria Lohmann

Natürlich abnehmen mit Schüßler-Salzen

- Stoffwechselblockaden lösen – dauerhaft schlank bleiben
- **Praxis:** Intensiv-Wochenende mit Rezepten und Wellness

GESUNDE ERNÄHRUNG

Kapitel 1

Kapitel 2

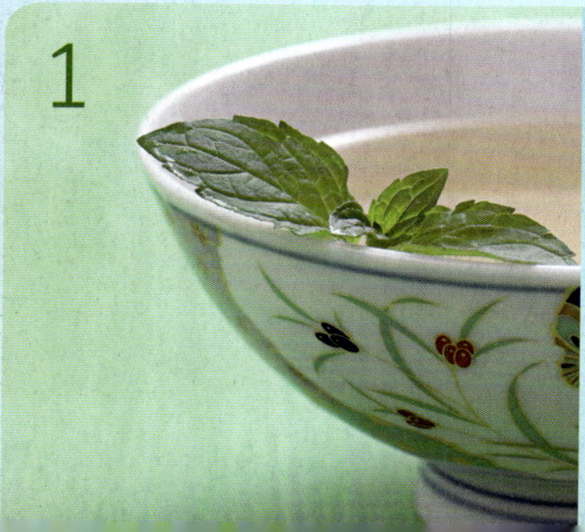

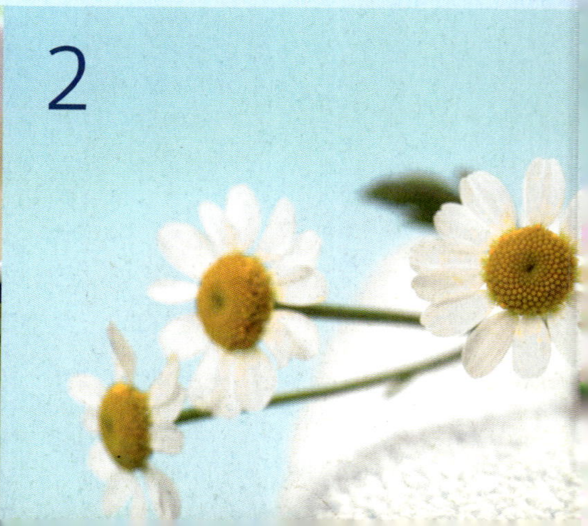

Kapitel 3

Kapitel 4

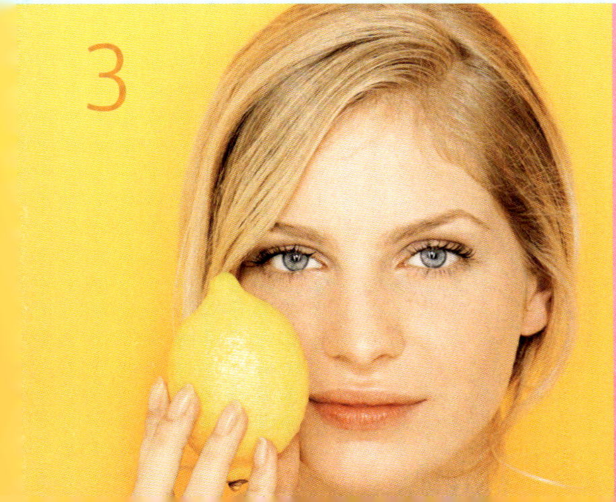

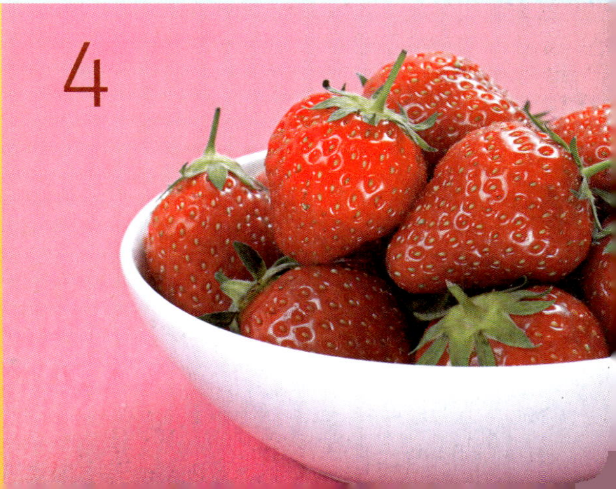

Vorwort

Für Millionen von Menschen sind Übergewicht bzw. Gewichtsprobleme ein Dauerthema. Das muss nicht sein, denn mit einer neuen ganzheitlichen Kombination aus den bewährten Schüßler-Salzen, gesunder, ausgewogener Ernährung und Bewegung lassen sich leicht die Weichen für eine natürliche Gewichtsreduktion stellen.

Dass Schüßler-Salze bei vielen gesundheitlichen Problemen helfen können, ist mittlerweile gut bekannt. Wenige wissen jedoch, dass nach neuesten Erkenntnissen die Salze auch beim Abnehmen eine Schlüsselrolle spielen können.

Schüßler-Salze regen die Ausscheidungsorgane an, fördern die Entgiftungsvorgänge und machen den Stoffwechsel wieder leistungsfähiger. Und vor allem: Sie lösen Blockaden, die eine natürliche Regulation des Gewichts erschweren. Dazu wurde ein spezielles Mineralsalz-Abnehmpaket entwickelt, das Sie individuell nach Ihren Bedürfnissen ergänzen können.

In **Teil 1** »Mit Schüßler-Salzen gesund und schlank« erfahren Sie Grundsätzliches über die Biochemie des Dr. Schüßler. Darüber hinaus stellen wir Ihnen die einzelnen Schüßler-Salze detailliert vor, sowohl die klassischen 12 Salze als auch die biochemischen Ergänzungsmittel: Wir erklären, wie jedes Salz im Körper wirkt, wie es den Zellstoffwechsel beeinflusst und bei welchen Beschwerden es eingesetzt werden kann.

Genaue Persönlichkeitsbilder können Aufschluss geben, welche Salze Ihren ganz persönlichen Stoffwechsel positiv beeinflussen können.

Teil 2 »Die 7 Abnehmblockaden« verrät Ihnen, warum es mit dem Abnehmen so schwierig sein kann, welche Blockaden im Körper existieren und wie die Schüßler-Salze sie beseitigen können.

Teil 3 »Natürlich abnehmen mit Schüßler-Salzen« erklärt die 6 Salze, die Ihren Stoffwechsel auf Trab bringen, nochmals genauer in Hinsicht auf ihre gewichtsreduzierende Wirkung. Wir stellen Ihnen das Mineralsalz-Paket vor, eine optimale Kombination der Schüßler-Salze, die Ihnen beim Abnehmen helfen können. Dabei erfahren Sie auch, wie die Salze eingenommen werden.

Teil 4 »Das Abnehmwochenende für Einsteiger« bietet Ihnen zahlreiche Rezepte und hilfreiche Tipps für Ihr Abnehmprogramm mit Schüßler-Salzen. Sie erhalten wichtige Basisinformationen zur Ernährung und zum Säure-Basen-Haushalt. Und damit der Einstieg gut gelingt, haben wir Ihnen ein komplettes Wochenend-Abnehmprogramm zusammengestellt: mit detailliertem Zeitplan inkl. Menüvorschlägen, Bewegungs- und Entspannungsprogramm sowie einer genauen Einkaufsliste.

1 Mit Schüßler-Salzen gesund und schlank

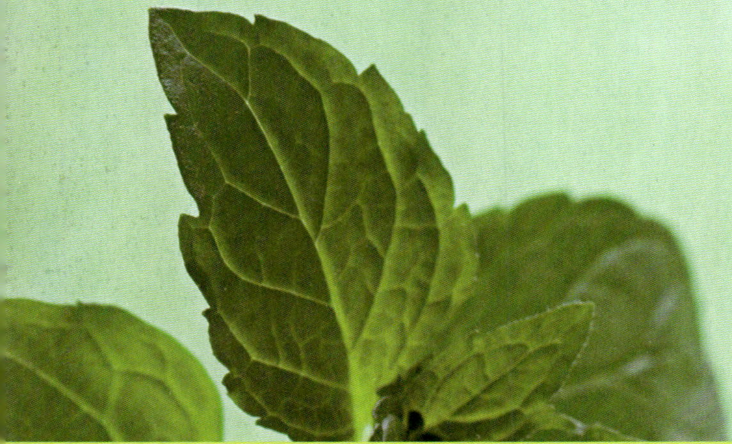

Bereits vor mehr als 100 Jahren entdeckte der Oldenburger Arzt Dr. Wilhelm Heinrich Schüßler (1821–1898), dass nahezu jede Krankheit auf Störungen im Mineralstoffhaushalt der Zellen beruht. Im Laufe seiner Studien stieß er auf die starke Heilkraft der Mineralsalze. Aus diesem Wissen heraus entwickelte Dr. Schüßler die Biochemie (griech. bios = Le-

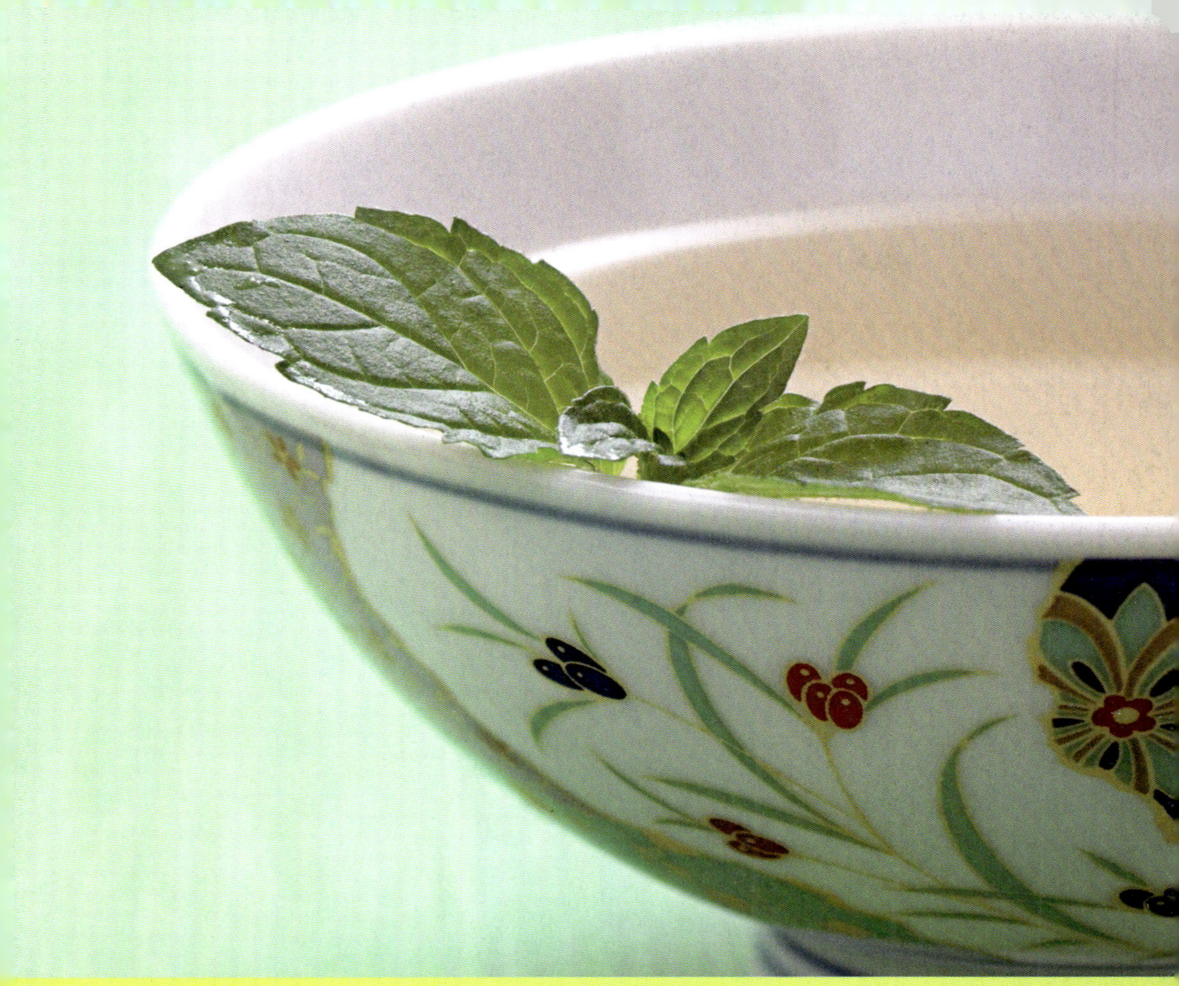

ben) der nach ihm benannten zwölf heilenden Schüßler-Salze. Während in der Homöopathie tausende von Stoffen verwendet werden, gelang es Schüßler, mit nur zwölf Heilsalzen ein komplettes, wirkungsvolles Heilsystem zu schaffen. Seine Nachfolger entwickelten später nochmals zwölf weitere Mineralsalze, die so genannten Ergänzungsmittel.

Die Biochemie nach Dr. Schüßler

Schüßler-Salze sind wie Zündfunken für den menschlichen Stoffwechselmotor. Sie regen die Ausscheidungsorgane an, fördern die Entgiftungsarbeit und lösen Blockaden, die eine natürliche Regulation des Gewichts verhindern. Das Prinzip der Funktionsweise der Schüßler-Salze wird in diesem Kapitel erläutert. Der Test auf Seite 15 verrät Ihnen, ob ein Ungleichgewicht in Ihrem Mineralhaushalt vorliegt.

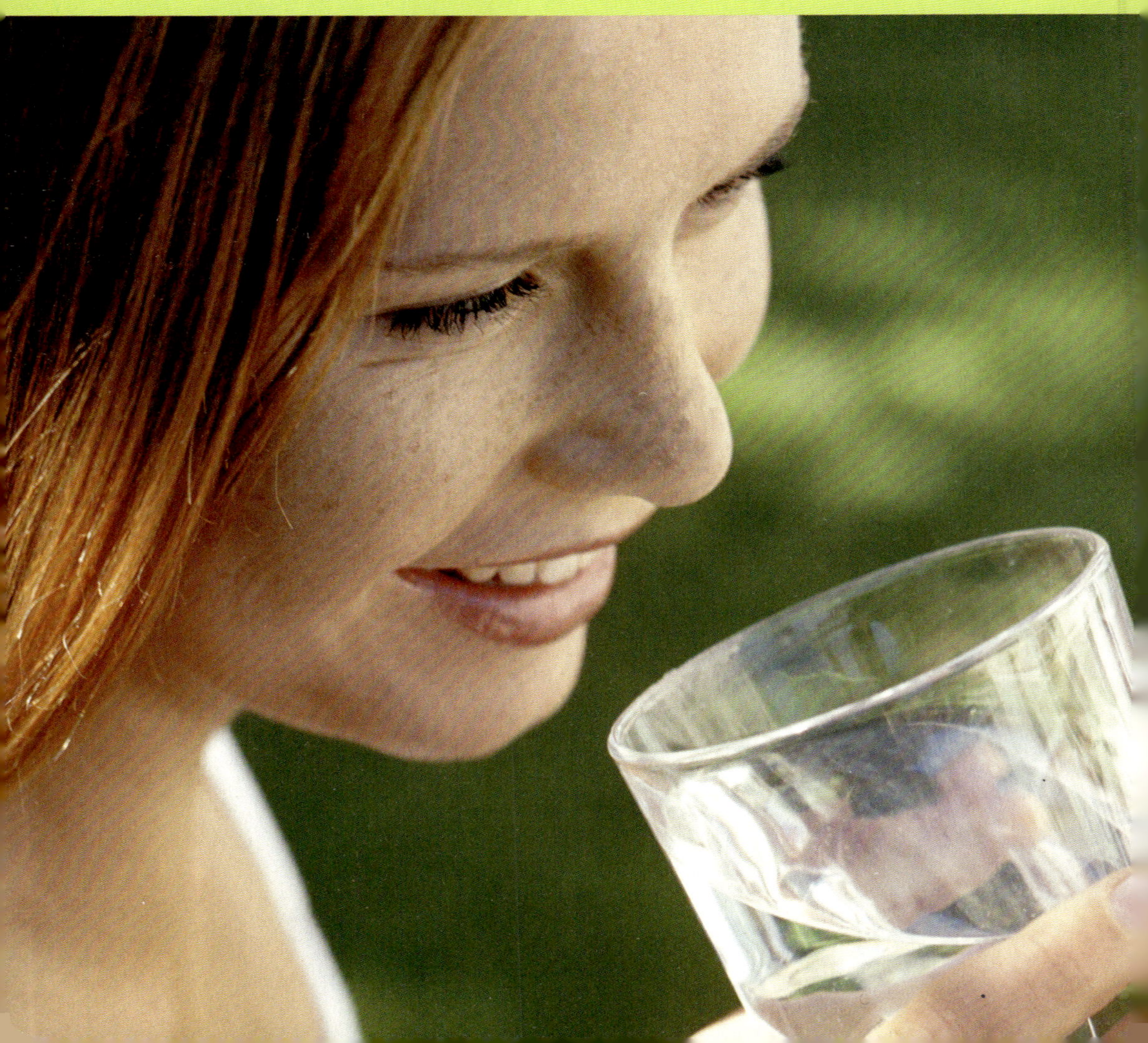

Wie Mineralsalze den Stoffwechsel beeinflussen

Salze des Lebens – so nannte der Arzt Dr. Wilhelm Heinrich Schüßler seine zwölf Mineralsalze. Er hatte nach seinem Medizinstudium über 15 Jahre Homöopathie betrieben und galt lange Zeit als Vorkämpfer dieser speziellen Therapierichtung. Im Laufe seiner Studien, die wesentlich von Erkenntnissen der Chemie und des Zellstoffwechsels bestimmt waren, stieß er auf die außerordentliche Heilkraft der Mineralsalze. Während in der Homöopathie tausende von Stoffen verwendet werden, gelang es Schüßler, mit nur zwölf Heilsalzen ein komplettes und wirkungsvolles Heilsystem zu schaffen.

Dr. Schüßlers Nachfolger entwickelten später noch zwölf weitere Mineralsalze, die so genannten Ergänzungsmittel.

Mineralsalze und ihre Wirkung auf den Stoffwechsel

Schüßler fand heraus, dass die Verteilung wie auch die Verwertung bestimmter Mineralsalze bei verschiedenen Erkrankungen verändert sind. Demnach beeinträchtigt der Mangel des einen oder anderen Mineralstoffes den gesamten Zellstoffwechsel. Er hatte zudem erforscht, dass in den verschiedenen Organen und Geweben jeweils eine unterschiedliche Zusammensetzung der Mineralsalze herrscht. So findet sich beispielsweise im Bindegewebe reichlich Silicea, in den Muskeln hohe Konzentrationen von Magnesium phosphoricum, während Blut große Mengen von Ferrum phosphoricum enthält.

Liegt eine Verteilungsstörung der Stoffe im Gewebe vor, ist die Gesundheit stark beeinträchtigt, was einen guten Nährboden für Krankheiten und Beschwerden liefert. Ursache dieser Verteilungsstörungen ist aber meist nicht ein Mangel in der Nahrung, sondern die Nichtverwertbarkeit der jeweiligen Mineralsalze. Die biochemischen Salze können diese krank machenden Blockaden wieder auflösen – Blockaden, die auch bei lästigen Gewichtsproblemen eine wichtige Rolle spielen.

Natürliche Stoffe – speziell aufbereitet

Die heilenden Mineralstoffe, die auch in natürlicher Weise im Körper vorkommen, wie Kochsalz, Kieselsäure oder Kalziumfluorid, wurden von Schüßler in einer speziellen Weise aufbereitet, damit sie von den Körperzellen optimal aufgenommen werden können.

Dabei handelt es sich bei der Biochemie nach Dr. Schüßler keineswegs um eine reine Substitutionstherapie, die fehlende Stoffe ersetzt. Vielmehr stellen die Mineralsalze einen Reiz (Information) für den Organismus dar, d. h., sie regulieren den Mineralstoffhaushalt der Zellen und stellen ein gesundes Gleichgewicht her. Die Abläufe in den Zellen normalisieren sich. Auf diese Weise können verschiedene Beschwerden wirkungsvoll und nahezu ohne Risiko von Nebenwirkungen behandelt werden. Darum ist die Biochemie nach Schüßler so gut zur Selbstmedikation geeignet.

Die fünf Leitsätze der Biochemie nach Dr. Schüßler

1. **Alle Krankheiten entstehen durch einen Mangel an bestimmten lebensnotwendigen Mineralstoffen.**
2. **Die im Blut und in den Geweben vertretenen anorganischen Stoffe genügen zur Heilung aller Krankheiten, die überhaupt heilbar sind.**
3. **Die Zuführung der Mineralsalze darf nur in geringsten (= potenzierten) Dosen erfolgen.**
4. **Die Mittel müssen so potenziert werden, dass der Übertritt der Mineralstoffe durch die Mundschleimhaut direkt ins Blut und von dort in die Zellen erfolgen kann.**
5. **Gesund ist der Mensch, wenn alle zwölf Lebenssalze im Körper in der richtigen Menge am richtigen Ort sind.**

Biochemie: Chemie des Lebens

Bei den Schüßler-Salzen handelt es sich um Mineralstoffverbindungen, die aus zwei unterschiedlichen Teilen bestehen. Die Teile sind elektrisch geladen und werden daher auch als Ionen bezeichnet. Der eine Teil ist positiv, der andere negativ geladen. Nehmen wir als Beispiel das im Haushalt übliche Kochsalz (Natrium chloratum): Das Natrium-Ion ist positiv geladen, das Chlor-Ion negativ. Verbinden sich die gegensätzlich geladenen Ionen miteinander, entsteht ein Salz. In diesem Fall Kochsalz. Aufgrund dieser Verbindungen tragen alle Schüßler-Salze Doppelnamen, wie Ferrum phosphoricum, Kalium sulfuricum oder Calcium fluoratum.

Grundsätzliches zur Behandlung mit Schüßler-Salzen

Etwas Grundsätzliches vorneweg: Der tägliche Bedarf an Mineralstoffen lässt sich mit den Schüßler-Salzen nicht decken. Das ist auch nicht erklärtes Ziel oder die Aufgabe der Salze. Es handelt sich bei der Biochemie nach Schüßler nicht um eine Therapie, die fehlende Stoffe ersetzt. Vielmehr stellen die Mineralsalze eine Information für den Organismus dar, im Sinne einer Regulationstherapie.

Biochemische Salze sind der Schlüssel zu den Körperzellen

Konkret heißt das: Bei einem nachgewiesenen Mangel an einem Mineral, wie z. B. Calcium, reicht die alleinige Einnahme von Schüßler-Salzen nicht. Aber: mit der gleichzeitigen Einnahme von Mineralsalz Nr. 2 Calcium phosphoricum und hoch dosierten Calcium-Präparaten lässt sich die Calciumresorption und -verwertung im Körper (z. B. zur Osteoporosevorbeugung) erheblich verbessern. Wann immer eine Mineralsubstitution notwendig sein sollte, ist dazu eine parallele Einnahme des passenden Schüßler-Salzes ideal, denn die Salze ebnen den Weg des Mineralstoffes in den Organismus. Liegt etwa ein Eisenmangel vor, wird – neben der Einnahme eines Eisenpräparats – Ferrum phosphoricum dafür sorgen, dass der Körper im ersten Schritt das fehlende Eisen aus der Nahrung optimal aufnimmt und im zweiten Schritt auch an den richtigen Ort bringt.

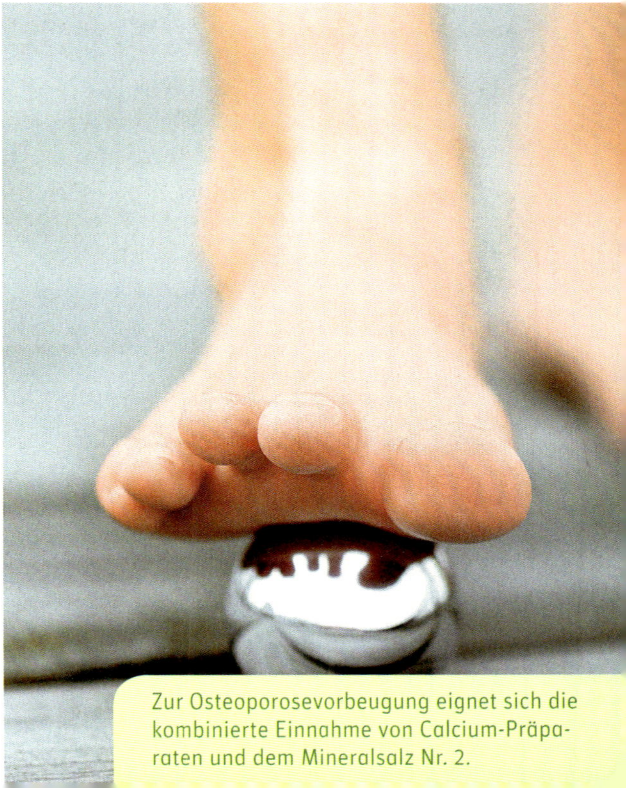

Zur Osteoporosevorbeugung eignet sich die kombinierte Einnahme von Calcium-Präparaten und dem Mineralsalz Nr. 2.

Versteckte Mineralsalzstörungen: Die Erfahrung zeigt übrigens, dass bei vielen Menschen nicht nur bei einem Mineralsalz, sondern bei mehreren Salzen gleichzeitig eine Störung vorliegt. Wie äußert sich das? Das Salz mit dem größten Defizit tritt dabei mit seinen Symptomen und Beschwerden in den Vordergrund und verdeckt möglicherweise weitere Störungen im Mineralhaushalt. So kann es gut sein, dass erst nach Regulation des einen Mangels die nächste Mineralsalzstörung zum Vorschein kommt. Mit richtig ausgewählten Schüßler-Salzen werden jedoch alle Ebenen der Störung erreicht.

Mögliche Ursachen für Störungen im Mineralhaushalt

- Mineralstoffarme Ernährung
- Verteilungs- oder Verwertungsstörungen der Mineralsalze
- Gestörte Aufnahme der Salze
- Übersäuerung
- Stress
- Organische Erkrankungen
- Medikamente: z. B. entwässernde Arzneimittel, Abführmittel
- Koffeinhaltige Getränke (Kaffee, Cola)

Trinken nicht vergessen!

Nur wenn ausreichend Flüssigkeit getrunken wird, können die Schüßler-Mineralsalze optimal wirken. Die durch die Schüßler-Salze gelösten Stoffwechsel- und Giftstoffe benötigen als Transportmittel unbedingt genügend Flüssigkeit. Zu empfehlen sind reines kohlensäurefreies Wasser, Kräutertee und Saftschorlen.

Störungen trotz gesunder Ernährung?

Viele Menschen können sich wohl kaum vorstellen, dass sich eine Störung im Mineralhaushalt sogar entwickeln kann, obwohl man sich gesund und ausgewogen ernährt. So könnte man meinen, dass bei richtiger Ernährung eine gute Versorgung des Körpers mit allen Mineralstoffen gewährleistet ist. Das ist aber nicht immer der Fall. Manchmal können die Zellen die aufgenommenen Mineralsalze nämlich nicht verwerten. Es handelt sich um eine Verteilungsstörung bzw. eine Auswertungsstörung. Erst die richtige Wahl des Schüßler-Mineralsalzes bringt die Mineralstoffe wieder dorthin, wo sie gebraucht werden. Schüßler hatte bald erkannt, dass es nicht ausschließlich darum geht, einen Mangel an Mineralsalzen mengenmäßig auszugleichen. Vielmehr muss bei der Behandlung dafür gesorgt werden, dass die Zellen die mit der Nahrung aufgenommenen Stoffe auch wirklich nutzen können.

Wirkung der Schüßler-Salze auf gestörte Stoffwechselprozesse

- Lösung von Stoffwechsel- und Abnehmblockaden
- Regulation des Säure-Basen-Haushaltes
- Ausleiten und Abtransport von Schadstoffen
- Harmonisierung des Eiweiß- und Kohlenhydratstoffwechsels
- Förderung der Fettverbrennung
- Entschlackung und Entgiftung des Bindegewebes
- Stärkung des Bindegewebes
- Aktivierung von Stoffwechsel und Verdauung
- Aktivierung der Fließgeschwindigkeit von Lymphe und Blut
- Erneuerung von Zellgewebe
- Beseitigung von Stauungen
- Reinigung von Gewebe, Blut und Lymphe
- Vitalisierung und Kräftigung des Körpers
- Verbesserung der Aufnahme und Verwertung von Mineralsalzen aus der Nahrung

Die Mineralsalzmethode

Die Schüßler-Methode ist ein Rundum-Konzept und beruht auf einem ganzheitlichen Ansatz. Besonders wirkungsvoll ist die Einnahme der Schüßler-Salze, wenn sie von einer gesunden Ernährung begleitet wird.

Zum Programm gehören folgende Bausteine, die einen Synergieeffekt haben:

- Ausgewählte Schüßler-Salze im Mineralsalz-Abnehmpaket
- Regulation des Säure-Basen-Haushaltes
- Gesunde Ernährung
- Bewegung

Weniger bekannte Ursachen von Übergewicht

Auch wenn Sie sich schon lange mit dem Thema Übergewicht auseinander setzen, ist es gut möglich, dass Sie noch nie jemand auf den Zusammenhang zwischen Stoffwechselblockaden im Körper und überzähligen Pfunden hingewiesen hat. In vielen Fällen ist Übergewicht ein Kompensationsmechanismus des Körpers. Hinter den überzähligen Pfunden steht das Bemühen des Körpers, ein Gleichgewicht wichtiger Stoffwechselvorgänge zu erhalten.

In eine ähnliche Richtung gehen auch die Forschungsergebnisse des renommierten Ernährungsexperten Dr. Bircher-Benner (1867–1939). Nach seinen Erfahrungen entsteht Übergewicht durch eine Art »Reizhunger«. Die Betroffenen führen trotz erhöhter Kalorienaufnahme ihrem Organismus zu wenige lebenswichtige Nährstoffe wie Mineralien und Vitamine zu. Diesen Mangel versucht der Körper durch eine vermehrte Nahrungsaufnahme auszugleichen. Da aber häufig nicht die richtigen Nahrungsmittel zugeführt werden, bleibt dieses Defizit trotz der erhöhten Kalorienzufuhr bestehen.

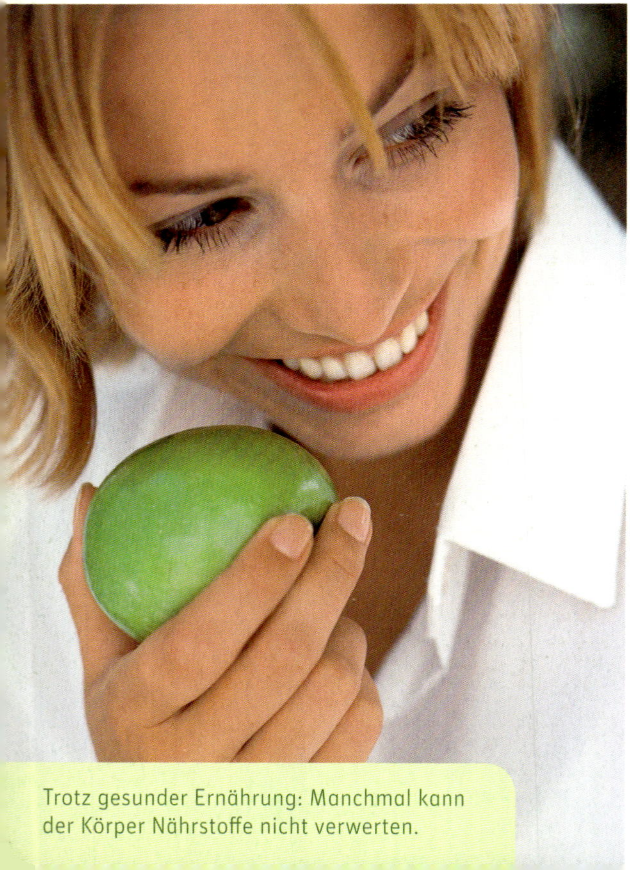

Trotz gesunder Ernährung: Manchmal kann der Körper Nährstoffe nicht verwerten.

Schalter zum Abnehmen

Da alle Funktionen des Körpers in engem Zusammenhang stehen, hat eine Störung des Mineralhaushaltes auch Auswirkungen auf den Wasserhaushalt, den Säure-Basen-Haushalt und die Entgiftungsfunktion. Welche Blockaden im Einzelnen bei der Gewichtsreduktion stören und welche Salze diese Barrieren wegräumen, erfahren Sie ab Seite 36. Richtig gewählte biochemische Salze wirken wie ein Signal, um den gesundheitlichen Prozess in Bewegung zu bringen.

Ist Ihr Mineralhaushalt gestört?

Machen Sie den Test. Wenn Sie mehr als vier Punkte mit »Ja« beantworten, ist das Abnehmprogramm (siehe Seite 50) ideal für Sie. Lassen Sie aber zuvor von Ihrem Arzt abklären, dass keine organische Erkrankung dahinter steckt.

	Checkliste Mineralhaushalt	Ja	Nein
1.	Ich habe schon mehrere Diäten ausprobiert, mehr oder weniger erfolgreich.	☐	☐
2.	Ich möchte gerne mein Gewicht reduzieren.	☐	☐
3.	Ich habe ständig Appetit oder häufig Heißhungerattacken.	☐	☐
4.	Mein Bindegewebe ist eher schwach (Hautfalten, Cellulite)	☐	☐
5.	Mein Stoffwechsel ist langsam bzw. träge. Wenn ich einmal etwas mehr esse, sieht man das gleich auf der Waage.	☐	☐
6.	Ich fühle mich kraftlos, energielos und wie ausgelaugt.	☐	☐
7.	Ich leide unter einer lähmenden Müdigkeit.	☐	☐
8.	Ich habe Hautprobleme (Mitesser, große Hautporen, Akne) bzw. neige zu unreiner oder fetter Haut.	☐	☐
9.	Mein Haar ist spröde, glanzlos und matt.	☐	☐
10.	Bei mir treten Verdauungsstörungen auf (z.B. saures Aufstoßen, Blähungen, Magendrücken, Verstopfung).	☐	☐
11.	Stimmungsmäßig bin ich häufig lustlos und antriebslos.	☐	☐
12.	Meine Blutfettwerte sind erhöht.	☐	☐
13.	Mein Blutdruck ist erhöht.	☐	☐
14.	Ich habe den Wunsch, mich positiv zu verändern.	☐	☐

Die Schüßler-Salze und ihre Wirkung

Jedes Salz hat unverwechselbare Wirkeigenschaften sowie eine Beziehung zu bestimmten Organen und zeigt auch auf der Persönlichkeitsebene seine Besonderheiten. Wenn Störungen existieren, treten äußerlich Veränderungen auf, die uns helfen, einen Mangel frühzeitig zu erkennen und zu beheben. Die folgenden Seiten geben Ihnen einen Überblick.

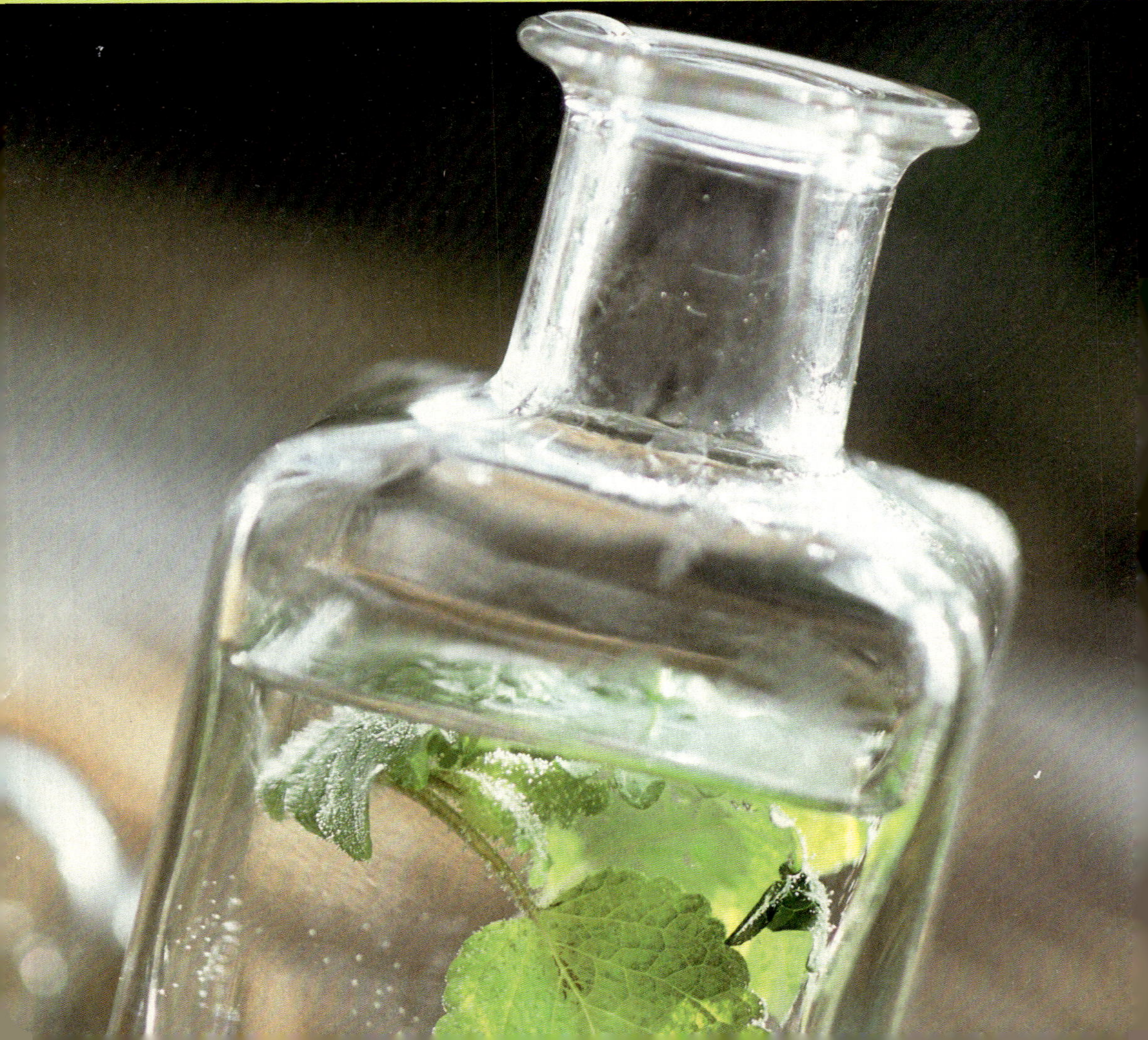

Die klassischen 12 Schüßler-Salze: Wann und wie sie wirken

Kleine Reize – große Wirkung

Schüßler-Salze werden nach homöopathischem Prinzip aufbereitet: Man verreibt intensiv neun Teile Milchzucker mit einem Teil der Ursubstanz und erhält eine D1. »D« wie Dezimalpotenz bezeichnet das Potenzieren in Zehnerschritten (1:10). Nun wird von dieser D1 wiederum ein Teil mit neun Teilen Milchzucker verrieben und man erhält die zweite Dezimalpotenz, die D2. In dieser Art verfährt man weiter und erhält die Potenzen D3, D6 und D12, die in der Behandlung mit den Schüßler-Salzen vorwiegend eingesetzt werden. Mit dieser Art der Verarbeitung erreichen die Salze eine höhere Veredelungsstufe und gelangen leichter in die Zellen als herkömmliche Stoffe.

Mineralsalz Nr. 1: Calcium fluoratum D12 (Fluss-Spat)

Wirkungsrichtung: Calcium fluoratum sorgt für einen elastischen und kräftigen Körperbau. Überall, wo Strukturen im menschlichem Körper mechanisch geschützt werden müssen, hat Calcium fluoratum Bedeutung. Es gibt dem Bindegewebe Festigkeit, fördert die Resorption von Gefäßverhärtungen und wandelt sie wieder in elastisches Gewebe um. In unserem Körper befinden sich etwa 1,2 kg Calcium, die zum größten Teil dem Aufbau, Erhalt und der Festigung von Knochen und Zähnen dienen. Aber Calcium spielt auch bei der Funktion von Muskeln und Nerven eine wichtige Rolle und besitzt einen hemmenden Einfluss auf allergische Reaktionen.

Für straffe Haut

Zur Festigung des Bindegewebes sollten Sie Calcium fluoratum am besten innerlich und äußerlich anwenden. Bei Erschlaffung des Gewebes und während der Schwangerschaft vorbeugend den Bauch zweimal täglich leicht mit der Salbe Nr. 1 Calcium fluoratum massieren. Ideal ist eine Kombination mit Kieselsäure, Siliceasalbe Nr. 11.

Äußerliche Zeichen: Bei einem Mangel lassen sich am oberen und unteren Augenlid kleine Längs- und Querfalten erkennen. Die Augenränder sind dunkel und können rötlich oder schwärzlich verfärbt sein.

Eine mangelnde Elastizität der Haut zeigt sich in der Neigung zu Besenreisern und Krampfadern. Typisch ist auch eine schlaffe Bauchdecke, die Neigung zu einem Hängebauch sowie Schwangerschaftsstreifen. Die Fingernägel sind spröde und splittern leicht. Rissige Hände und Schwielen sind ebenfalls Hinweis für einen schon länger bestehenden Mangel an Calcium fluoratum. Oftmals leiden die Betroffenen auch unter Fehlstellungen der Füße, z.B. Senk-, Spreiz- oder Knickfüße.

Persönlichkeitsbild: Knochen, Gelenke und Sehnen sind der tragende Teil des Körpers. Eine Haltungsschwäche und die Schwäche des Bindegewebes können Ausdruck von zu wenig Distanz und Stärke gegenüber der Umwelt sein. Häufig besteht bei einer Störung im Calcium-fluroratum-Haushalt eine (unbegründete) Angst vor finanzieller Verarmung. Diese Angst bestimmt das Handeln und wirkt lähmend. Hinter dieser Sorge vor materiellem Verlust verbirgt sich mehr oder weniger unbewusst auch die Furcht, nicht immer genügend zu essen zu haben. Deshalb wird bei den Mahlzeiten gerne überreichlich und übermäßig zugegriffen. Die Unvernunft siegt: Obwohl man eigentlich schon satt ist, wird reingestopft, was verfügbar ist. Wird der Calcium-fluoratum-Haushalt harmonisiert, gewinnen die Betroffenen an innerer Beweglichkeit und Handlungsfähigkeit und können auch in materiellen Angelegenheiten besser loslassen.

Bewährte Einsatzgebiete: Bindegewebsschwäche, Knochen- und Zahnerkrankungen, Haltungsschwäche, Neigung zu Karies, Venenleiden, Gelenkbeschwerden, Hämorriden, Hautprobleme sowie frühes Altern der Haut, Erschlaffungszustände des Gewebes. Wärme, Bewegung und Berührung verbessern die Beschwerden. Hingegen Kälte, feuchtes Wetter und zuviel Ruhe oder Schonung verschlimmern die Beschwerden.

Auf einen Blick

Calcium fluoratum ist das wichtigste Mineralsalz für das Stütz- und Bindegewebe. Es hilft bei Knochen-, Haut- und Nagelproblemen.

Mineralsalz Nr. 2: Calcium phosphoricum D6 (Calciumphosphat)

Wirkungsrichtung: Calcium phosphoricum ist ein wichtiges Aufbau- und Kräftigungsmittel für den Körper. Es unterstützt die Bildung von körpereigenem Eiweiß. Schüßler empfiehlt das Salz nicht nur wegen der beruhigenden Wirkung auf das Nervensystem, sondern auch, weil es die Zellerneuerungsprozesse von Knochen, Zähnen, Blut und Gewebe unterstützt.
Calcium phosphoricum ist das am häufigsten vorkommende Salz im Organismus. Es bildet vor allem die Knochenmasse (Skelett) und kommt darüber hinaus in allen Körperzellen vor.

Äußerliche Zeichen: Charakteristisch bei einem Mangel an Calcium phosphoricum ist eine durchscheinende alabasterfarbige Blässe. Das Gesicht erscheint wie aus Wachs, besonders an den Schläfen. Der Mensch wirkt blutarm, der Gesichtsausdruck ist kränklich. Häufig sind es eher große, blonde und blasse Menschen, die Salz Nr. 2 benötigen. Typisch sind ihr feines Haar und ihre feine Haut, die zu kleinen Pickeln neigt. Am Morgen wachen sie – trotz sorgfältiger Zahnhygiene – mit einem unangenehmen Mundgeruch auf.

Reinigt von innen

Nehmen Sie Calcium phosphoricum vor und nach dem Röntgen zur Ausleitung. Nach Narkosen empfiehlt sich zur Entgiftung die Kombination von Nr. 2 Calcium phosphoricum mit Nr. 10 Natrium sulfuricum.

Persönlichkeitsbild: Viele Ängste bestimmen das Leben. Es sind meistens lebhafte Menschen, die aber schnell müde und erschöpft sind. Forscht man genauer nach, sind Menschen mit einer Calcium-phosphoricum-Störung unzufrieden mit ihrer Lebenssituation. Mit Essen kompensieren sie dieses Gefühl ein wenig.
Auffällig sind das starke Verlangen und der Heißhunger nach pikanten und stark gewürzten Speisen wie Geräuchertem, Schinken, Speck, Gesalzenem und Senf. Mit Vorliebe werden abends Alkohol (Wein) und schwer verdauliche Speisen wie Fleisch und sogar Süßes auf den Tisch gebracht. Das belastet den Calcium-phosphoricum-Haushalt nur noch mehr. Kein Wunder, dass Betroffene schlecht ein- und durchschlafen können und sich am Morgen nicht erholt fühlen. Gleicht man diesen Mangel aus, kehren Wohlbefinden und innere Zufriedenheit zurück.

Bewährte Einsatzgebiete: alle Knochen- und Zahnerkrankungen, Osteoporose, Blutarmut, rasche Ermüdbarkeit, nervöse Erschöpfung, Schlafstörungen, zur Kräftigung bei Schwächezuständen, Allergien. Die Beschwerden verschlimmern sich nachts, bei Zugluft sowie in feuchter Umgebung. Wärme bessert.

Auf einen Blick

Calcium phosphoricum ist das Mineralsalz für Aufbau und Kräftigung. Es unterstützt Heilungs- und Wachstumsprozesse.

Mineralsalz Nr. 3: Ferrum phosphoricum D12 (Eisenphosphat)

Wirkungsrichtung: Eisen ist zentraler Baustein des Blutfarbstoffes Hämoglobin und maßgeblich an der Energiegewinnung in den Zellen beteiligt. Da es hilft, Sauerstoff in jede Zelle zu bringen, wird es auch als Sauerstoffträger bezeichnet. Ohne Eisen kommt es zu Störungen des Immunsystems. Bekanntermaßen ist Eisen im Kindesalter für das Wachstum lebenswichtig, und auch während der Schwangerschaft besteht ein erhöhter Bedarf. Ferrum phosphoricum ist in allen Zellen des Körpers enthalten.

Schnelle Wundheilung

Bei Verletzungen, Wunden, Prellungen eine Tablette Ferrum phosphoricum zerstoßen und direkt auf die verletzte Stelle auftragen.

Äußerliche Zeichen: Im akuten Krankheitsstadium sind Stirn und Wangen gerötet. Besteht ein chronischer Mangel, zeichnen sich schwarze, schattenhaft schwarzgraue bis bläulich schwärzliche Verfärbungen im Bereich von Augen und Nase ab. Die Betroffenen sehen dadurch übernächtigt aus.

Persönlichkeitsbild: Durch den Mangel an Ferrum phosphoricum entwickelt sich eine mehr oder weniger große Schwäche und Kraftlosigkeit – körperlich und geistig. Der Organismus hat das Bestreben, diese mangelnde Kraft auszugleichen – mit übermäßig viel Essen. Das kann jedoch nicht von Erfolg gekrönt sein. Zwar werden dem Körper

mit der Nahrung verstärkt Nährstoffe zugeführt, sie gelangen aber durch verschiedene Abnehmblockaden nicht dorthin, wo sie dringend benötigt werden, in die Zelle. Das Einzige, was zunimmt, ist das Körpergewicht. Gegen Fleisch und Milch besteht eine Abneigung. Durch die mangelnde Kraft ist meist auch die Atmung flach, was einerseits die Versorgung mit Sauerstoff verschlechtert und andererseits auch die Abatmung von Säuren und anderen belastenden Stoffen erschwert.
Bei einem ausgeglichenen Ferrum-phosphoricum-Haushalt verliert der Körper das Bestreben, ständig nach Essen zu verlangen. Regelmäßige Atemübungen mit freier und tiefer Atmung geben zusätzlich neue Kraft.

Bewährte Einsatzgebiete: plötzlich auftretende entzündliche und fieberhafte Erkrankungen im ersten Krankheitsstadium, Fieber bis 39 Grad, Kinderkrankheiten, Blutarmut (Anämie), körperliche Überanstrengungen, Konzentrationsmangel. Die Beschwerden verschlimmern sich nachts und durch Wärme.

Auf einen Blick

Ferrum phosphoricum gilt als das Mineralsalz für das Abwehrsystem – ein Erste-Hilfe-Mittel und allgemeines Schmerzmittel der Biochemie.

Mineralsalz Nr. 4: Kalium chloratum D6 (Kaliumchlorid)

Wirkungsrichtung: Kalium chloratum ist wichtig für den Eiweißstoffwechsel und die Kohlenhydratverwertung im Sinne einer Stoffwechselanregung. Ferner besitzt das Salz entgiftende Eigenschaften, regt den Lymphfluss an und ist ein wichtiges Heilmittel bei Infekten in der »blühenden« Phase.
Kalium ist Bestandteil aller Körperzellen. Vor allem in den roten Blutkörperchen ist das Salz unentbehrlich, aber auch in Gehirn-, Nerven- und Muskelzellen. Es kräftigt die Schleimhautfunktion und unterstützt die Funktion des Magen-Darm-Traktes. Ein Mangel an Kalium führt zu Herzrhythmusstörungen und Veränderungen der Skelettmuskulatur.

Spült chemische Gifte aus

Kalium chloratum fördert die Ausscheidung von Giften wie Medikamentenrückstände, Narkosemittel oder chemische Gifte. Deshalb als Schutz drei Tage vor und einen Tag nach einem Zahnarztbesuch einnehmen.

Äußerliche Zeichen: Ein Mangel zeigt sich in hellblauen Augenschatten, die an die Farbe von milchig-bläulichem Topfenquark erinnern. Auch an der Oberlippe kann man gelegentlich diese Verfärbung beobachten. Wegen seiner ausgeprägten Beziehung zu den Schleimhäuten erfolgt die Entgiftung direkt über diesen Weg: Bei akuten Erkrankungen werden dicke weiße oder weißgraue Sekrete über die Atemwegsschleimhäute aus dem Körper geleitet, im Sinne einer Reinigung. Ist der Kalium-chloratum-Stoffwechsel gestört, versucht der Körper vermehrt Schadstoffe über die Haut auszuleiten. In der Folge entwickeln sich Hautunreinheiten oder sogar Akne.

Persönlichkeitsbild: Menschen, die beruflich überwiegend am Computer arbeiten, in ihrer Freizeit gerne vor dem Fernseher sitzen oder abends lange im Internet surfen, geraten aufgrund dieser elektromagnetischen Belastungen leicht in eine Mangelsituation, die den Stoffwechsel erheblich durcheinander bringt. Meist handelt es um recht emotionale, gutmütige Menschen, die zu Übergewicht neigen. Dass ihre Beschwerden durch Fett, schweres Essen und kräftig gewürzte Speisen schlechter werden, ist Kennzeichen des belasteten Stoffwechsels. Mit Alkohol sollten sich die Betroffenen zurückhalten, da er die Kalium-chloratum-Speicher »leer räumt«.

Bewährte Einsatzgebiete: Entzündungs- und Fiebermittel im zweiten Krankheitsstadium, Rachenkatarr, Mandelentzündung, Lymphdrüsenschwellung, chronische Mittelohrentzündung, Bronchitis, Sehnenscheidenentzündung. Wärme bessert, gewürzte und fette Kost verschlimmern die Beschwerden.

Auf einen Blick

Das Mineralsalz für den Kohlenhydrat- und Eiweißstoffwechsel. Kräftigt die Schleimhautfunktion und regt den Stoffwechsel an. **Kalium chloratum** gehört zum Mineralsalz-Abnehmpaket.

Mineralsalz Nr. 5: Kalium phosphoricum D6 (Kaliumphosphat)

Wirkungsrichtung: Kalium phosphoricum hat eine besondere Beziehung zu den Nerven. Es wirkt kräftigend, nährend und stabilisierend wie Lecithin und gilt deshalb als das große Nervenmittel der Biochemie. Die Gegenspieler des vegetativen Nervensystems, Sympathikus und Parasympathikus, werden in ein gesundes Gleichgewicht gebracht. Kalium ist im Inneren der Zelle stark vertreten. Es ist aber auch Bestandteil des Blutes, der Gehirn-, Nerven- und Muskelzellen und ist zudem in der Zwischenzellflüssigkeit enthalten. Es unterstützt den Darm, reguliert den Stoffwechsel und unterstützt die Zellregeneration.

Vertreibt Müdigkeit

Bei akuter Müdigkeit oder Erschöpfung (z. B. durch geistige Überanstrengung oder vor Prüfungen) hilft Kalium phosphoricum einem wieder auf die Beine. Fünf bis zehn Tabletten als Mineraldrink in heißem, abgekochtem Wasser auflösen und schluckweise zu sich nehmen.

Äußerliche Zeichen: Mangelt es an Kalium phosphoricum, erscheint die Gesichtsfarbe aschgrau, vor allem im Bereich von Kinn und Augen. Die Augen wirken energielos. Ein Leuchten der Augen, als Ausdruck von Vitalität und Lebensfreude, wird man bei Menschen mit einem Mangel an Kalium phosphoricum vergebens suchen. Ferner besteht eine Neigung zu Haarausfall, Hautjucken und Allergien.

Persönlichkeitsbild: Burn out – das ist das Stichwort. Leer, müde und ausgelaugt, so fühlen sich Menschen mit leeren Kalium-phosphoricum-Speichern. Unfähig zu Reaktionen, weil die Energie fehlt. Der Mangel lässt sie schwarzseherisch in die Zukunft schauen. Auch im Schlaf findet der Betroffene keine Erholung. Die mangelnde Energie versucht der Körper übers Essen zuzuführen. Da kann es schnell passieren, dass er zu viel zu sich nimmt. Eigentlich hat er ein permanentes Hungergefühl. Aber auch mit dem vielen Essen wird es ihm nicht gelingen, wieder fit zu werden. Typisch für Kalium phosphoricum ist der Heißhunger, der schon bald nach einer Mahlzeit wieder auftritt. Erst durch eine Regulation seines Mineralhaushaltes wird er erstens wieder Energie haben und zweitens sein Essverhalten normalisieren können. Zusätzlich sollten Betroffene sich generell mehr Ruhephasen und Schlaf gönnen – das verhindert, dass sich die Kalium-phosphoricum-Speicher erneut leeren.

Bewährte Einsatzgebiete: Reizbarkeit, Erschöpfung, Nervosität, Depressionen, Melancholie, Zaghaftigkeit, Gedächtnisschwäche, Schlafstörungen, Kreuzschmerzen, Störungen der Fettverdauung. Mäßige Bewegung und Ruhe bessern die Beschwerden, Anstrengung verschlimmert sie.

Auf einen Blick

Kalium phosphoricum ist das Nervensalz in der Biochemie und ein Hauptmittel bei allen Erschöpfungszuständen (»Nervennahrung«).

Mineralsalz Nr. 6: Kalium sulfuricum D6 (Kaliumsulfat)

Wirkungsrichtung: Mit seiner Beziehung zur Leber und zur Haut ist Kalium sulfuricum das Mineralsalz der Entgiftung. Es regt die Leberaktivität an und fördert die Ausscheidungs- und Entgiftungsprozesse der Haut. Kalium sulfuricum befindet sich in der Haut und in den Schleimhäuten. Gemeinsam mit Ferrum phosphoricum aktiviert es den Sauerstoffaustausch und den Zellstoffwechsel im Körper.

Äußerliche Zeichen: Typisch bei einem Mangel an Kalium sulfuricum ist die ockerfarbene bzw. braungelbe Verfärbung im Gesicht, die auf eine Leberbelastung hinweist. Die Verfärbungen können überall im Gesicht auftreten oder nur partiell im Bereich von Augen, Kinn oder Zunge. Hautunreinheiten, Schuppenflechte, Neurodermitis, Ekzeme und Juckreiz sind weitere Kennzeichen.

Persönlichkeitsbild: Bei einem Mangel an Kalium sulfuricum ist die Leberleistung eingeschränkt. Folgen sind Energiedefizite und eine mangelnde Entgiftung des Organismus. Das ruft depressive Verstimmungen hervor, viele Menschen trösten sich mit Essen. Die Stimmung ist traurig und ängstlich, manchmal weinerlich. Trost durch Essen – wenn Ihnen das gut bekannt ist, benötigen Sie wahrscheinlich Kalium sulfuricum. Kaffee und Rauchen belasten den Kalium-sulfuricum-Haushalt zusätzlich. Ausgeprägt ist das starke Bedürfnis nach frischer Luft – ein Hinweis, dass der Körper unbedingt mehr Energie und

Sauerstoff braucht. Unterstützt man die Leber mit dem Mineralsalz Kalium sulfuricum, kann der Organismus entgiften und alte Stoffe ausscheiden. Anschließend kann der Körper auch überflüssiges Gewicht wieder loslassen.

Bewährte Einsatzgebiete: zur Förderung sämtlicher Ausscheidungs- und Entgiftungsvorgänge, chronische Schleimhautkatarrhe mit gelblich schleimigen Absonderungen, Bronchitis, Nebenhöhlenerkrankungen (Sinusitis), Entzündungs- und Fiebermittel im dritten Krankheitsstadium, Blähungen und Gärungen im Verdauungsbereich mit Druckgefühl. Die Beschwerden verschlimmern sich gegen Abend und in geschlossenen warmen Räumen ohne ausreichende Luftzufuhr.

Entgiftungs-Team

Die Schüßler-Salze Nr. 6 und Nr. 10 (Natrium sulfuricum) sind ein ideales Paar. Nr. 6 setzt Abfallstoffe frei und Nr. 10 sorgt dafür, dass diese Substanzen aus dem Körper ausgeleitet werden.

Auf einen Blick

Das Mineralsalz für die Entgiftung und Ausscheidung. Regt die Leberfunktion an und setzt Schlackenstoffe frei. **Kalium sulfuricum** gehört zum Mineralsalz-Abnehmpaket.

Mineralsalz Nr. 7: Magnesium phosphoricum D6 (Magnesiumsphosphat)

Wirkungsrichtung: Magnesium phosphoricum ist das Anti-Krampfmittel und das biochemische Schmerzmittel erster Wahl. Magnesium ist Bestandteil von über 300 Enzymen und ist wie Calcium am Aufbau der Knochen beteiligt. Auch eine Senkung des Cholesterinspiegels und des Grundumsatzes durch Magnesium ist bekannt. Ein Mineralmangel ruft Muskelkrämpfe hervor wie Waden- oder Darmkrämpfe bis hin zu Herzstolpern. Magnesium phosphoricum kommt in den Knochen, Muskeln, Nerven, im Gehirn und Rückenmark, in den roten Blutkörperchen, in der Bauchspeicheldrüse und Leber sowie in der Schilddrüse vor. Besonders entspannend wirkt Mineralsalz Nr. 7, wenn man es nach 19 Uhr bzw. vor dem Schlafengehen einnimmt.

Äußere Zeichen: Bei einem Mangel an Magnesium phosphoricum beobachtet man häufig eine feine leichte Rötung, die das Gesicht wie ein Hauch überzieht. Charakteristisch sind außerdem hektische Flecken im Bereich von Gesicht, Hals und Dekolletee sowie eine fliegende nervöse Röte, die sich bei Lampenfieber, Stress und Erregung rasant ausbreiten.

Die berühmte »heiße Sieben«

Bei Krämpfen oder Koliken (z. B. Wadenkrämpfe, Blähungskoliken) zehn Tabletten **Magnesium phosphoricum** in einem Glas heißen Wasser auflösen und schluckweise zu sich nehmen. Dabei mehrmals mit einem Plastik- oder Holzlöffel umrühren (keinen Metalllöffel verwenden. Das löst eine chemische Reaktion aus, die die Wirkung des Mineralsalzes beeinträchtigt).

Persönlichkeitsbild: Die Feinheit des Nervensystems von Menschen mit einer Störung im Magnesiumhaushalt zeigt sich im schnellen Erröten bei Verlegenheit, selbst in vergleichsweise unbedeutenden Situationen. Es handelt sich in der Regel um sehr sensible Menschen, die leicht erregbar sind. Innere Unruhe und Unsicherheit unterdrücken sie gerne mit Essen. Typisch ist das starke Verlangen nach Schokolade und Kakao sowie Genussmitteln wie Kaffee, Tabak und Alkohol. Diese Substanzen belasten den Magnesium-phosphoricum-Haushalt jedoch nur noch mehr. Ist der Mineralsalzhaushalt wieder ausgeglichen, gewinnt der Mensch an innerer und äußerer Gelassenheit. Auch der Heißhunger verliert sich.

Bewährte Einsatzgebiete: Krämpfe aller Art, Koliken, Schmerzen, Migräne, Neuralgien, plötzliche Schmerzen, bewährtes Mittel gegen Stress.

Auf einen Blick

Magnesium phosphoricum gilt als Beruhigungs-, Nerven- und Schmerzmittel innerhalb der Schüßler-Salze. Es stärkt Muskeln und Nerven.

Mineralsalz Nr. 8: Natrium chloratum D6 (Kochsalz, Natriumchlorid)

Wirkungsrichtung: Natrium chloratum reguliert den Wasserhaushalt und den Säure-Basen-Haushalt. Es besitzt Wasser anziehende Eigenschaften und regelt damit die Flüssigkeitsaufnahme und -abgabe in Zellen, Bindegewebe und Organen. Ohne Natrium könnte unser Körper nicht existieren. Das Mineral befindet sich überwiegend außerhalb der Zellen in der extrazellulären Flüssigkeit, während Kalium sich vorwiegend in den Zellen bewegt. Auch im Blut, Magen und in den Nieren, in den Knochen und im Knorpelgewebe ist Natrium in hoher Konzentration vorhanden.

Mit der Nahrung nehmen wir in der Regel mehr Kochsalz zu uns, als der Körper benötigt. Der Tagesbedarf liegt (nach Empfehlungen der Deutschen Gesellschaft für Ernährung, kurz DGE) bei etwa fünf bis sechs Gramm. Insbesondere, wer reichlich Fertiggerichte, Chips oder in Salzlake eingelegte Lebensmittel verzehrt, nimmt nicht selten die zwei- bis dreifache Menge auf. Dennoch kann der Körper unter einem Mangel bzw. einer Verteilungsstörung leiden, denn insbesondere in der stark überhöhten Zufuhr liegt eine der Ursachen für den gestörten Natrium-chloratum-Haushalt.

Mobil bleiben

Natrium chloratum D6 hilft auch bei Rheuma und Gelenkbeschwerden.

Äußere Zeichen: Bei einer Verteilungsstörung von Natrium chloratum wirkt das Gesicht häufig wässrig gedunsen und aufgeschwemmt, was auf eine vermehrte Flüssigkeitseinlagerung in der Unterhaut zurückzuführen ist. Dieses aufgequollene Aussehen kann auch ein Hinweis auf eine gestörte Regulation der Niere sein. Unter den Augen ist eine feine Feuchtigkeit zu bemerken. Bei Frauen verläuft darum leicht die Schminke. Zudem finden sich bei einem starken Mangel große Poren im Bereich der Wangen sowie ein Gelatineglanz. Dieser feuchte Glanz sieht aus wie getrocknete Gelatine.

Bei einem Mangelzustand entwickelt sich entweder die Tendenz zu überfetter oder trockener Haut, wobei die trockene Haut überwiegt. Der Haut fehlt allerdings kein Fett, sondern in hohem Maße Feuchtigkeit. Selbst Lippen und Schleimhäute neigen zur Trockenheit. Gleichzeitig gehört aber auch eine übermäßige Schweißbildung zu den Mangelerscheinungen von Natrium chloratum.

Persönlichkeitsbild: Menschen, die dieses Salz benötigen, leiden häufig an alten seelischen Verletzungen, Kummer und Sorgen, die sie nicht vergessen können. Depressive Verstimmungen, Pessimismus, Antriebsschwäche und Verzagtheit sind keine Seltenheit. Diese Menschen essen, um sich zu trösten und ihren Kummer zu vergessen. Sie haben ein starkes Verlangen nach gesalzenem Essen, nach Essig, Pfeffer und stark gewürzten Speisen. Je mehr sie jedoch von diesen Speisen zu sich nehmen, umso mehr belastet das ihre Natrium-chloratum-Reserven. Nach dem Essen stellen sich Schläfrigkeit und Völlegefühl ein. Charakteristisch ist auch ein salziger Geschmack im Mund. Ein Natrium-chloratum-Mangel entwickelt sich langsam, kann aber recht hartnäckig sein.

Bewährte Einsatzgebiete: Schleimhautkatarre mit wässrigen Absonderungen wie Heuschnupfen, Fließschnupfen, Nebenhöhlenaffektionen, Gelenkbeschwerden und Rheuma, Kopfschmerzen und Migräne, Sodbrennen, Geruchs- und Geschmacksverlust, Lippenherpes. Trost verschlechtert, ein Aufenthalt am Meer bessert die Beschwerden.

Auf einen Blick

Das Mineralsalz für den Wasserhaushalt und den Säure-Basen-Haushalt. Natrium chloratum gehört zum Mineralsalz-Abnehmpaket.

Mineralsalz Nr. 9: Natrium phosphoricum D6 (Natriumphosphat)

Wirkungsrichtung: Natrium phosphoricum regt die Ausscheidungsorgane (Leber, Galle und Niere) an und fördert die Ausleitung von Schadstoffen. Es ist unentbehrlich für die Säure-Basen-Balance, weil es die Ausscheidung von sauren Stoffwechselprodukten fördert. Auch im Harnsäurestoffwechsel spielt es eine wichtige Rolle. Große Bedeutung kommt dem Salz auch bei der Regulation des Fettstoffwechsels und der Fettverbrennung sowie bei der Eiweißverdauung zu. Natrium phosphoricum befindet sich in Gehirnzellen, Nerven, Muskeln, roten Blutkörperchen und im Bindegewebe.

Äußere Zeichen: Äußerlich kennzeichnend ist die Neigung zu einer fettigen Haut und Mitessern. Da alle anderen Ausscheidungsorgane bereits überfordert sind, leitet der Organismus nun verstärkt über die Haut aus. Brillenträger klagen oft darüber, dass sie ihre Brille häufig reinigen müssen, weil sich ein feiner Fettfilm auf den Gläsern niedergesetzt hat – ein typisches Kennzeichen für einen gestörten Fettstoffwechsel. Wenn der Säuremantel der Haut in Mitleidenschaft gezogen ist, kann ein säuerlicher Körpergeruch oder Schweiß auftreten. Um Störungen im Natrium-phosphoricum-Haushalt auszugleichen, ist eine basenreiche Ernährung hilfreich.

Persönlichkeitsbild: Der Organismus ist übersäuert. Diese Übersäuerung beeinflusst auch Geist und Seele und zeigt sich im Stimmungsbereich: Menschen mit einem Mangel an Natrium phosphoricum reagieren schnell gereizt, säuerlich und geraten schon bei Kleinigkeiten aus dem Gleichgewicht. Häufig besteht eine starke Vorliebe für Süßigkeiten, Kuchen, Fast Food wie Sandwichs und Hamburger sowie Limonaden und süße Getränke oder saure Speisen. Aber gerade diese Speisen verstärken das Ungleichgewicht im Natrium-phosphoricum-Haushalt. Ein ausgeglichener Haushalt sorgt wieder für mehr inneres Gleichgewicht. -

Bewährte Einsatzgebiete: Magenübersäuerung, Sodbrennen, Rheuma und Gicht, erhöhter Harnsäurespiegel im Blut, Ischiasbeschwerden, Drüsenschwellungen, Gallen-, Blasen- und Nierensteine, steifer Nacken, Neuralgien, rheumatische Erkrankungen, Fettsucht, goldgelbcremige Absonde-

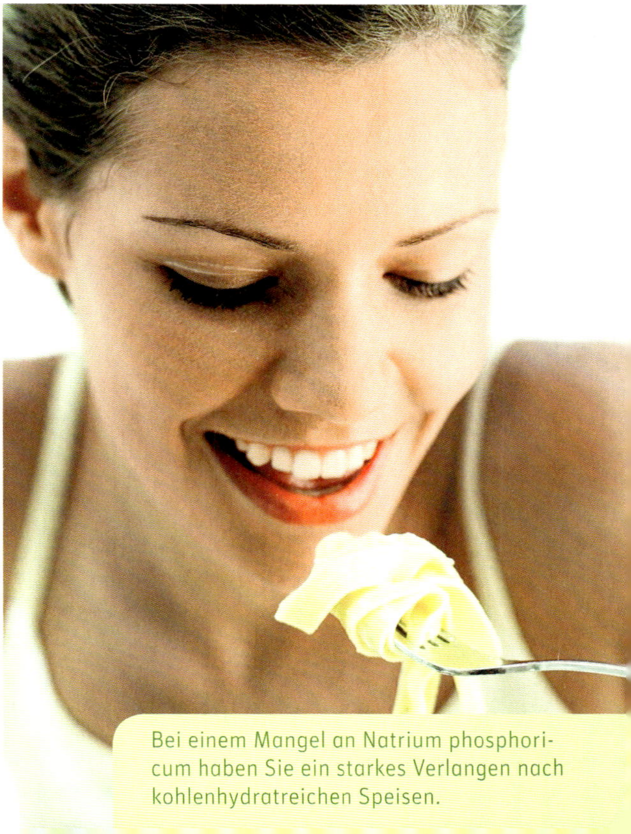

Bei einem Mangel an Natrium phosphoricum haben Sie ein starkes Verlangen nach kohlenhydratreichen Speisen.

rungen, Mundgeruch. Fette Speisen, zu extreme Bewegung und feuchtkaltes Wetter verschlimmern die Beschwerden dieses Natriummangels.

Auf einen Blick

Das Mineralsalz für den Säure-Basen-Haushalt und den Fett- und Eiweißstoffwechsel. Neutralisiert Säuren und regt die Ausscheidungsorgane an. Natrium phosphoricum gehört zum Mineralsalz-Abnehmpaket.

Mineralsalz Nr. 10: Natrium sulfuricum D6 (Glaubersalz)

Wirkungsrichtung: Natrium sulfuricum hilft bei Störungen der Ausscheidungsorgane (Leber, Galle, Darm und Nieren). Es hat die Aufgabe, Flüssigkeit und Stoffwechselschlacken abzugeben und auf diese Weise den Körper zu entgiften. Natrium besitzt Wasser anziehende Eigenschaften. Es zieht Flüssigkeit aus den Zellen und bringt sie zur Ausscheidung über die Nieren und die Haut. Darüber hinaus fördert Natrium sulfuricum den Gallenfluss, übt einen Reiz auf die Darmperistaltik aus und regt damit die Ausscheidung über den Darm an.

Gleicht Esssünden wieder aus

Wer beim Essen und Trinken über die Stränge geschlagen hat, dem helfen Natrium sulfuricum Nr. 10 und Kalium sulfuricum Nr. 6.

Äußere Zeichen: Ein Mangel an Natrium sulfuricum zeigt sich in einem gelb-grünlichen Aussehen. Die Gesichtsfarbe ist vergleichbar mit einer noch etwas unreifen grünlichen Zitrone, die Nase ist gerötet, der Hals seitlich bläulich rötlich oder die Ohren sind rot-violett verfärbt. Ein weiteres Kennzeichen sind angeschwollene Augen und Tränensäcke.

Persönlichkeitsbild: Menschen mit einem Mangel an Natrium sulfuricum sind oft reizbar, gleichgültig und niedergeschlagen. Eine Entgiftung und Entsäuerung auch im seelischen Bereich ist dringend notwendig. Nach Schüßler besteht bei dem Salz eine Neigung zur Fettleibigkeit. »Ausscheiden heißt loslassen«, so könnte die Lösung für Menschen mit einem gestörten Natrium-sulfuricum-Haushalt lauten. Wird der Körper richtig entgiftet, purzeln auch die Pfunde.

Bewährte Einsatzgebiete: allgemein zur Ausscheidungstherapie von Giftstoffen, Stoffwechselendprodukten, Medikamenten und Genussmitteln.

Auf einen Blick

Das wichtigste Mineralsalz für die Ausleitung und Ausscheidung. **Natrium sulfuricum** gehört zum Mineralsalz-Abnehmpaket.

Mineralsalz Nr. 11: Silicea D12 (Kieselsäure)

Wirkungsrichtung: Silicea sorgt für ein straffes Bindegewebe und ist ein wichtiges Regenerationsmittel für Haut und Haare. Es stärkt Knochen, Knorpel, Sehnen und Bänder. Silicea gilt als »Anti-Aging-Mittel« der Biochemie. Das Salz ist aber auch notwendig zum Abbau von Harnsäurekristallen.

Äußere Zeichen: Ein Mangel zeigt sich in einem glasartigen Glanz im Bereich von Gesicht und Stirn, bei Männern auch auf der Glatze. Hauterschlaffung oder Dehnungsfalten (z. B. Schwangerschaftsstreifen) sind auch ein Kennzeichen für eine Störung. Die Haut ist zart und blass, die Muskeln eher schlaff. Die Fingernägel sind brüchig, splittern ab oder reißen leicht ein. Typisch sind frühzeitige Hautalterung und Neigung zu dünner und faltiger Haut.

Silicea gibt Struktur und Form

Kieselsäure gibt es in allen Zellen und Organen, insbesondere im Bindegewebe.

Persönlichkeitsbild: Menschen mit einem gestörten Silicea-Stoffwechsel sind verzagt, nachgiebig und niedergeschlagen. Eigentlich haben sie ein sanftes und liebenswertes Wesen, doch ihre gereizten Nerven machen sie überempfindlich, schreckhaft und zerstreut. Sie vermeiden Auseinandersetzungen und greifen als »Nervennahrung« zu Süßem, das sie in großen Mengen zu sich nehmen. Mit einem ausgeglichenen Siliceahaushalt wächst wieder die Lust auf Auseinandersetzungen und der Körper kann leichter auf Süßigkeiten verzichten.

Bewährte Einsatzgebiete: Bindegewebsschwäche, akute und chronische Entzündungen mit Eiterungen, Erkrankungen der Nägel und Haare, Abszesse, Furunkel, Karbunkel, Bindehautentzündung, chronische Nasennebenhöhlenbeschwerden, Neigung zu Erkältungen, Harnsäureüberschuss. Sehr kälteempfindlich, Wärme bessert die Beschwerden.

Auf einen Blick

Das Mineralsalz für das Bindegewebe. Für Haut, Haare und Festigkeit des Gewebes. Silicea gehört zum Mineralsalz-Abnehmpaket.

Mineralsalz Nr. 12: Calcium sulfuricum D6 (Calciumsulfat)

Schüßler hatte nach langem Überlegen zu seinen Lebzeiten das 12. Salz zunächst wieder aus seinem Therapie-Programm herausgenommen. Seine Nachfolger entdeckten jedoch im Laufe ihrer Forschungsarbeiten, dass Calcium sulfuricum eine Reihe von wichtigen Wirkungen besitzt.

Unterstützt die Blutstillung

Das Salz hilft bei Blutungen, da es die Blutgerinnung positiv beeinflusst.

Wirkungsrichtung: Calcium sulfuricum besitzt eine reinigende Wirkung auf die Schleimhäute. Es regt den Stoffwechsel an und ist wichtig für den Eiweißabbau. Außerdem unterstützt es Entgiftungs- und Ausscheidungsprozesse der Leber und wird auch zur Blutreinigung eingesetzt. Das Mineralsalz ist in Leber und Galle, Knorpelmasse, Herz, Gehirn, Milz und Muskeln anzutreffen.

Äußere Zeichen: Typisch ist eine alabasterweiße Haut, die wie Gips aussieht. Mit zunehmendem Alter treten verstärkt Leber- und Pigmentflecken auf.

Schüßler-Salz-Typen und Essen

Mit Hilfe der folgenden Übersicht erfahren Sie noch einmal kurz zusammengefasst, welche Ernährungsvorlieben typisch für einen bestimmten Mineralsalz-Mangel sein können.

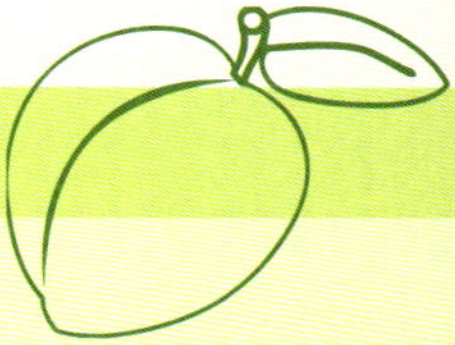

Mineralsalz-Mangel	Ernährunsvorlieben
Nr. 1 Calcium fluoratum	Vorliebe für warme Getränke Essen bessert die Beschwerden
Nr. 2 Calcium phosphoricum	Vorliebe nach stark gewürzten Speisen wie Geräuchertem, Speck oder Senf Kaffee und rauchen verschlimmern die Beschwerden
Nr. 3 Ferrum phosphoricum	Verlangen nach großen Mengen Flüssigkeit Abneigung gegen Fleisch und Milch Essen verschlimmert die Beschwerden
Nr. 4 Kalium chloratum	Verlangen nach Alkohol Schweres fettreiches Essen verschlimmern die Beschwerden
Nr. 5 Kalium phosphoricum	Permanentes Hungergefühl, sogar nach dem Essen
Nr. 6 Kalium sulfuricum	Abneigung gegen heiße Getränke
Nr. 7 Magnesium phosphoricum	Verlangen nach Süßigkeiten (Schokolade), Kaffee, Zigaretten und Alkohol; Immer Heißhunger, fast wie Esssucht
Nr. 8 Natrium chloratum	Verlangen nach salzigen oder stark gewürzten Speisen wie Essig, Pfeffer, Ketchup oder Senf Verlangen nach Alkohol; Heißhunger, aber schnell gesättigt
Nr. 9 Natrium phosphoricum	Verlangen nach Softdrinks, Limonaden und Fast Food, (z. B. Hamburger), Kuchen oder Süßigkeiten Der Verzicht auf Zucker und tierisches Elweiß bessert die Beschwerden Fette Speisen verschlimmern die Beschwerden
Nr. 10 Natrium sulfuricum	Verlangen nach Bitterem Mehlhaltige Speisen verschlimmern die Beschwerden
Nr. 11 Silicea	Abneigung gegen Milch; Verlangen nach Süßigkeiten Alkohol wird schlechter vertragen
Nr. 12 Calcium sulfuricum	Essen bessert die Beschwerden

Persönlichkeitsbild: Vieles wird im Vorbeigehen erledigt, auch das Essen. Ohne besondere Aufmerksamkeit werden dann oft große Portionen auf den Teller geladen und nebenher beim Lesen oder Fernsehen verspeist. Typisch ist, dass Essen alle Beschwerden bessert! Weiteres Kennzeichen: Der Betroffene fühlt sich von anderen Menschen unverstanden.

Bewährte Einsatzgebiete: eitrige Prozesse (das Salz darf aber nur eingesetzt werden, wenn der Eiter auch abfließen kann), Augenentzündungen, Abszesse, Rheuma, Magenerkrankungen, Magengeschwür, wiederkehrende Eiterungen, schlecht heilende Wunden. Gelenkerkrankungen, Lebererkrankungen.

Auf einen Blick

Calcium sulfuricum ist ein Mineralsalz zur Anregung des Stoffwechsels sowie ein Reinigungssalz. Es besteht eine Verwandtschaft mit Silicea.

Die biochemischen Ergänzungsmittel Nr. 13 bis Nr. 24

Die Nachfolger Schüßlers entwickelten zwölf weitere biochemische Mineralsalze (Ergänzungsmittel), die strengere Anhänger der Schüßler-Methode bisweilen ablehnen: Nr. 13 Kalium arsenicosum, Nr. 14 Kalium bromatum, Nr. 15 Kalium jodatum, Nr. 16 Lithium chloratum, Nr. 17 Manganum sulfuricum, Nr. 18 Calcium sulfuratum, Nr. 19 Cuprum arsenicosum, Nr. 20 Kalium aluminium sulfuricum, Nr. 21 Zincum chloratum, Nr. 22 Calcium carbonicum, Nr. 23 Natrium bicarbonicum, Nr. 24 Arsenum jodatum. Tatsache ist jedoch, dass sich der biochemische Wissensstand seit dem Tod Schüßlers sehr stark weiterentwickelt hat. Nach heutigem Forschungsstand haben die Ergänzungsmittel durchaus ihre Berechtigung.

Von Bedeutung für eine gesunde Gewichtsregulation sind die folgenden zwei Ergänzungsmittel, mit denen Sie – nach Ihrem individuellen Bedarf – das Basisabnehmpaket ergänzen können.

Mineralsalz Nr. 15: Kalium jodatum D12 (Kaliumjodid)

Wirkungsrichtung: Wegen seines Jodgehaltes hat Kalium jodatum einen starken Bezug zur Schilddrüse, dem Organ, das Stoffwechsel, Verbrennung und Verdauung anregt. Kalium jodatum findet sich in nahezu allen Zellen; besonders in Schilddrüse, Leber, Magen, Nieren, Milz, zudem in Haut und Haaren.

Bewährte Einsatzgebiete: Stoffwechselanregung, Arteriosklerose, rheumatische Beschwerden, erhöhter Blutdruck, Kopfschmerzen.

Auf einen Blick

Kalium jodatum ist das Mineralsalz für die Schilddrüse. Achtung: Bei Schilddrüsenerkrankungen nicht ohne ärztlichen Rat einnehmen!

Mineralsalz Nr. 23: Natrium bicarbonicum D6 (Natriumbikarbonat)

Wirkungsrichtung: Natrium bicarbonicum aktiviert die Bauchspeicheldrüse (Pankreas), die wichtige Verdauungsenzyme produziert und über das Hormon Insulin den Zuckerstoffwechsel steuert. Insulin ist dafür verantwortlich, dass Glukosemoleküle durch die Zellwand in das Innere der Zelle vordringen können. Im Körper übernimmt Natrium bicarbonicum die wichtige Aufgabe, die sich ständig bildende Kohlensäure zu binden und abzutransportieren. Bei starker Übersäuerung steuert es gegen und neutralisiert die Säuren.

Bewährte Einsatzgebiete: erhöhte Harnsäurewerte im Blut, Übersäuerung, Fettsucht, Rheuma.

Auf einen Blick

Natrium bicarbonicum D6 (Natriumbikabonat) ist das Mineralsalz für die Bauchspeicheldrüse.

2 Hindernisse auf dem Weg zum Wunschgewicht

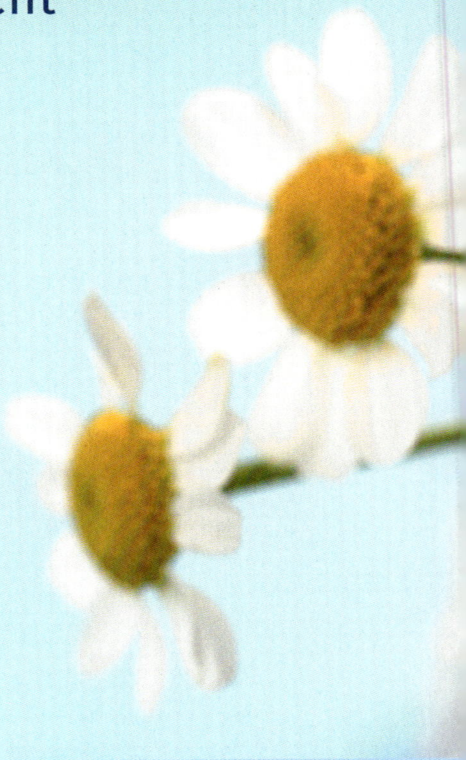

Sieben Stoffwechselblockaden sind es, die das Abnehmen behindern. Überzählige Pfunde sind häufig ein Zeichen dafür, dass der Stoffwechsel aus dem Gleichgewicht geraten ist. Da alle Stoffwechselfunktionen des Körpers in engem Zusammenhang stehen, hat eine Störung des Mineralhaushaltes

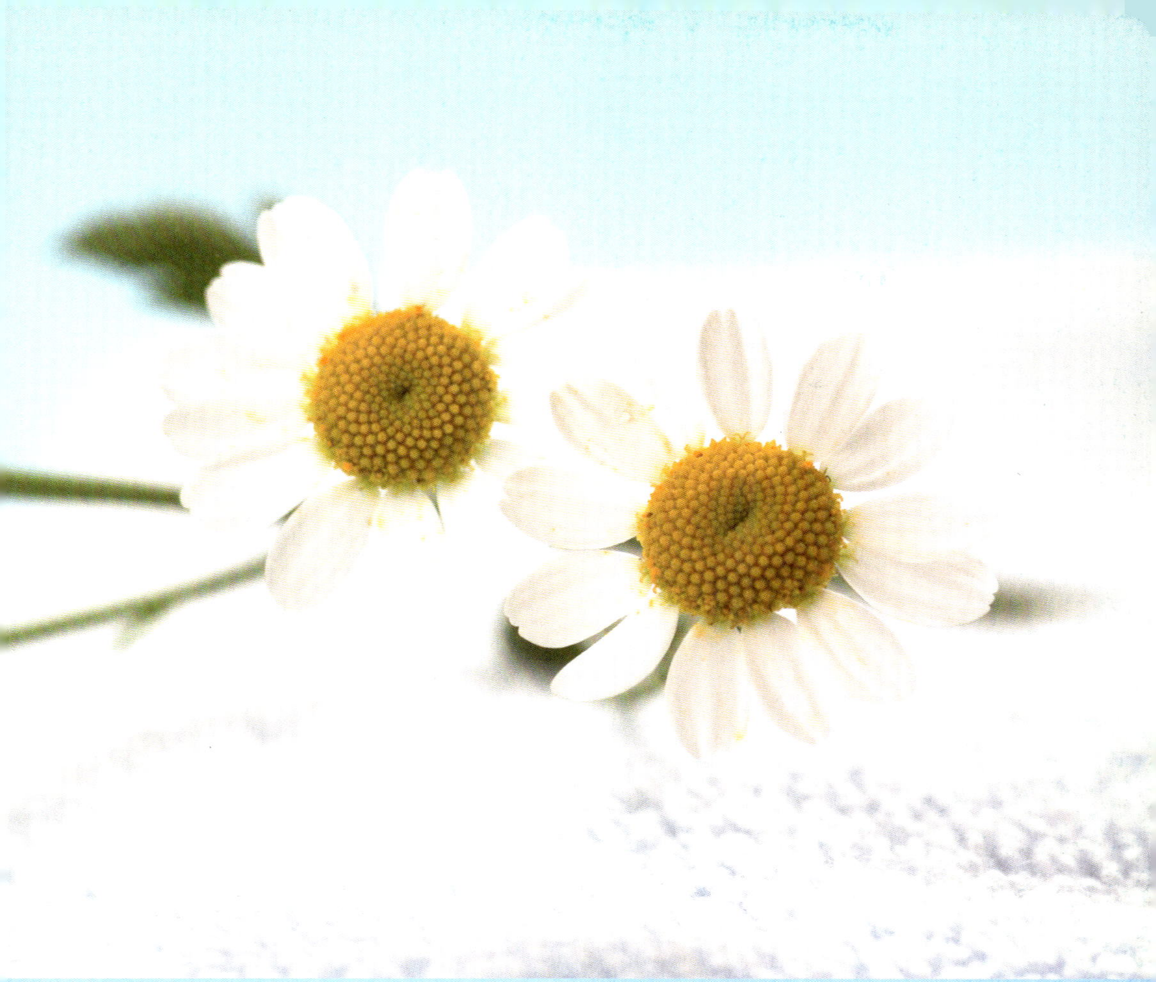

zwangsläufig auch Auswirkungen auf den Wasserhaushalt, den Säure-Basen-Haushalt und die Entgiftungsfunktion. Welche Abnehmblockaden im Einzelnen bei der Gewichtsreduktion stören und welche Schüßler-Salze diese Barrieren wegräumen, lesen Sie in diesem Kapitel.

Die 7 Abnehmblockaden

Bei einem gestörten Gleichgewicht im menschlichen Organismus werden Nährstoffe wie Eiweiß, Kohlenhydrate oder Fett nicht mehr richtig verarbeitet und ihre Stoffwechselprodukte im Körper abgelagert – das Gewicht steigt bzw. das Abnehmen wird blockiert. Lesen Sie in diesem Kapitel, wie sich das Fehlen einzelner Mineralsalze auf den gesamten Stoffwechsel auswirkt.

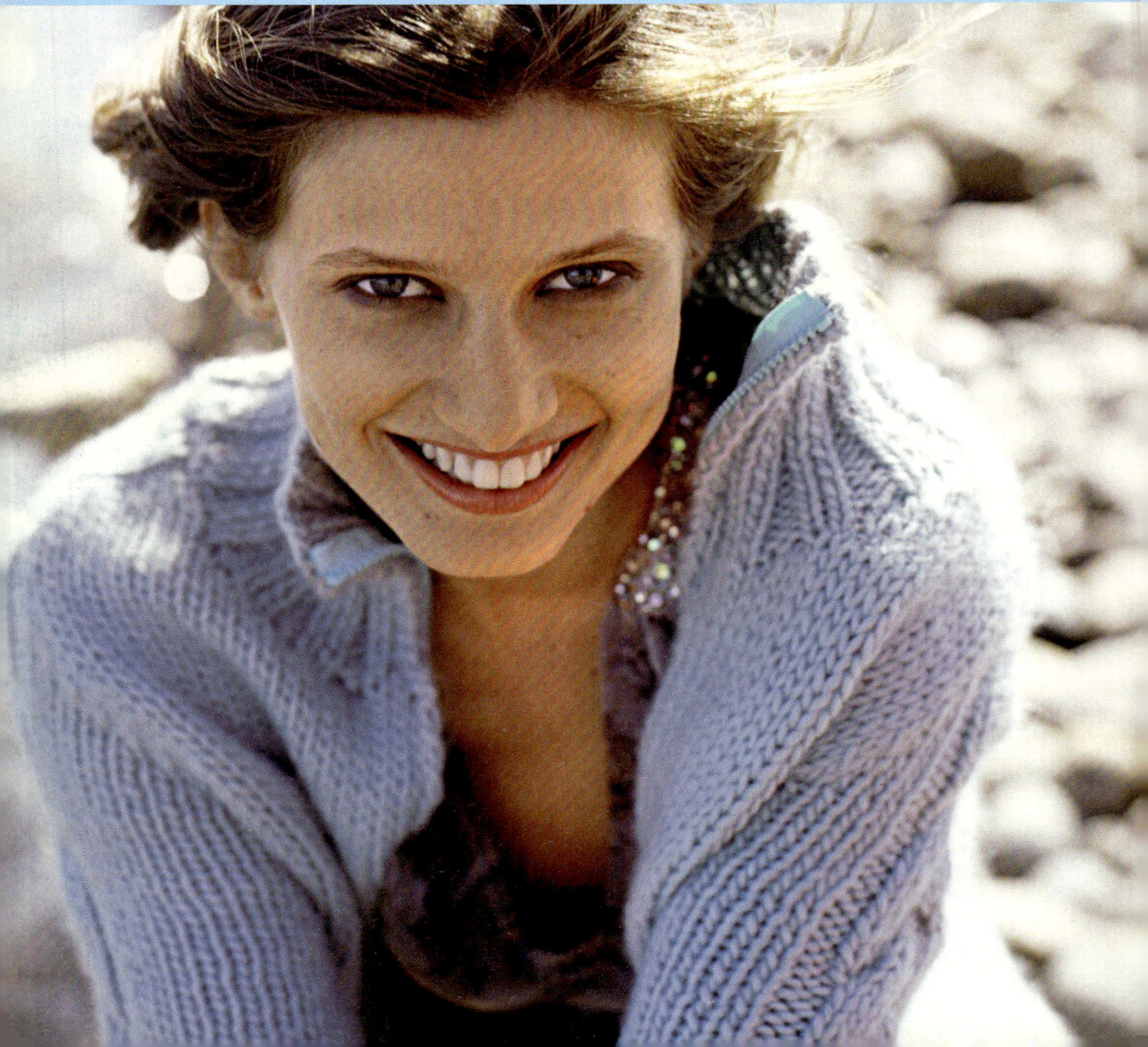

Blockaden verhindern Gewichtsreduktion

Die äußerliche Reinigung des Körpers ist für uns eine Selbstverständlichkeit. Doch wie sieht es mit der inneren Reinigung aus? Tatsache ist, wer unter Übergewicht leidet, dessen Körper ist in aller Regel mit Stoffwechselendprodukten und Säuren voll gestopft! Wenn Sie vergeblich versucht haben abzunehmen, kann das ein Hinweis auf Blockaden in Ihrem Körper sein, die eine Gewichtsabnahme erheblich erschweren.

Der Organismus ist in gewisser Weise erstarrt durch diese Blockaden und kann seine Aufgaben nicht mehr richtig erfüllen. Man muss allerdings hinzufügen, dass es sich nicht um komplette Blockaden handelt, sonst wäre der Körper gar nicht mehr lebensfähig. Vielmehr sind es Beeinträchtigungen, welche die Stoffwechsel- und Ausscheidungsprozesse erheblich durcheinander bringen und eine gesunde Regulation des Gewichtes behindern.

Richtig gewählte Salze stimmen den Körper um

Bei eben diesen lästigen Abnehmblockaden greifen die Schüßler-Salze an. Sie sind Motor und Treibstoff zugleich und kurbeln die Ausleitung und Eliminierung der Schadstoffe und Säuren im Bindegewebe an. Mit der Einnahme der Mineralsalze gewinnen das Gewebe sowie die Lymphe und das Blut wieder die Kraft, alle Zellen und das Bindegewebe von Stoffwechselendprodukten zu reinigen. Mit den richtig ausgewählten Schüßler-Salzen erfolgt somit eine tief greifende Umstimmung des Körpers mit einer Regulation des Zellmilieus.

Die Aufhebung dieser Blockaden und die Reinigung des Gewebes bringen Ihnen aber noch etwas anderes: die ersehnte Gewichtsreduktion. Denn mit einem ausgeglichenen Stoffwechsel geht der Grundumsatz nach oben, und es wird mehr Energie verbraucht, die nicht mehr in Fettreserven des Körpers angesetzt wird. Ein weiterer guter Nebeneffekt ist, dass Sie sich gleichzeitig frischer, aktiver und gesünder fühlen.

Stoffwechsel und Wunschgewicht

Wenn Ihr Stoffwechsel nicht funktioniert, nehmen Sie trotz richtiger Ernährung nicht ab. Schüßler-Salze bringen Ihren Stoffwechsel in Ordnung und beseitigen damit ein großes Hindernis auf dem Weg zum Wunschgewicht.

Die 1. Abnehmblockade: Übersäuerung

Viele Menschen sind stark übersäuert, ohne es zu wissen. Durch die moderne Lebensweise werden heutzutage sehr viele Säuren aufgenommen. Anfallende Säuren im Körper entstehen vor allem durch zu viel tierisches Eiweiß (Fleisch, Wurst), Süßigkeiten, Weißmehl, Zucker und denaturierte Nahrungsmittel. Nach dem Verständnis der Naturheilkunde ist Übersäuerung (latente Azidose) einer der wichtigsten Gründe für chronische Erkrankungen wie Rheuma, Gicht, Diabetes oder Arteriosklerose. Aber auch für die Gewichtsregulation bleibt der gestörte Säure-Basen-Haushalt nicht ohne Folgen. Zudem besteht ein Zusammenhang zwischen chronisch gestörtem Säure-Basen-Haushalt und der seelisch-geistigen Stimmungslage. Wenn jemand ständig »sauer« und verärgert auf seine Umwelt reagiert, ist mit Sicherheit auch sein Säure-Basen-Haushalt in Richtung sauer verschoben.

Anzeichen für ein saures Milieu im Körper

- ☐ Mitesser, grobe Hautporen
- ☐ Sprödes, glanzloses und mattes Haar
- ☐ Saures Aufstoßen, Magendrücken
- ☐ Sodbrennen
- ☐ Kalte Hände und Füße
- ☐ Verdauungsstörungen
- ☐ Nervosität, Energiemangel, Antriebslosigkeit
- ☐ Gallen- und Nierensteine
- ☐ Bindegewebserschlaffung
- ☐ Gewichts- und Flüssigkeitseinlagerungen

Sauer macht nicht lustig, sondern schwer!

Die Übersäuerung des Körpers kann man mit dem »sauren Regen« vergleichen, der unsere Wälder schädigt. Genau wie die Bäume leidet auch der menschliche Körper unter einem Zuviel an Säure. Übrigens: Wenn wir von

»Übersäuerung« sprechen, ist die Übersäuerung des Gewebes gemeint und nicht eine Azidose des Blutes im streng klinischen Sinn. Während der pH-Wert des Blutes in sehr engen Grenzen (siehe dazu auch Seite 69) bleiben muss, sind beim pH-Wert des Bindegewebes größere Schwankungen möglich.
Vor allem sind es Mineralstoffe, die der Körper zum Abpuffern von überschüssigen Säuren einsetzt. Bei einer chronischen Säurebelastung benutzt er seine Basenreserven zum Ausgleich. Die Natrium-, Calcium-, Magnesium-, Eisen- und Kaliumvorräte gehen bei einer Übersäuerung nach und nach verloren.

Wenn die Mineralreserven aufgebraucht sind

Bei permanenter Säurebelastung sind alle Mineralreserven rasch aufgebraucht. Jetzt passiert zweierlei: Einerseits muss der Körper nun seinen eigenen Knochen und Muskeln die gespeicherten basischen Mineralien (Magnesium und Calcium) entziehen, um die überschüssigen Säuren zu binden. Für die Knochenstabilität und den Bewegungsapparat kann das verhängnisvolle Folgen haben, wie etwa Osteoporose.
Andererseits ist der Körper jetzt gezwungen, überschüssige Säuren und Stoffwechselrückstände aus dem Säure-Basen-Stoffwechsel im Bindegewebe als »Sondermüll« abzulagern. Folge: eine enorme Gewebesäuerung. Die Verhältnisse im Bindegewebe werden nachhaltig gestört, die Versorgung mit Sauerstoff und Nährstoffen der Zellen und des Gewebes beeinträchtigt. In diesen Entgleisungen der normalen Abläufe im Bindegewebe liegen auch die Ursachen von Übergewicht, denn fast alle biochemischen Prozesse laufen am besten in einem bestimmten pH-Bereich ab. Verändert sich dieser Wert durch Störungen des Mineralstoffhaushaltes, werden Stoffwechselprozesse, die bei der Gewichtsregulation eine Rolle spielen, gestört und vor allem verlangsamt. Zudem benötigt der Organismus bei einer Übersäuerung erheblich mehr Mineralstoffe, um den Stoffwechsel in Gang zu halten. Mit den Schüßler-Mineralsalzen kann man die Mineralspeicher wieder auffüllen und die »Säurestarre« durchbrechen. Schlüsselsalz bei der Übersäuerung ist Nr. 9 Natrium phosphoricum.

In der naturheilkundlichen Medizin stuft man die Osteoporose (Knochenschwund) auch als eine »Säurekrankheit« ein. Stark vereinfacht heißt es: »Die Säure frisst den Kalk.«

Die 2. Abnehmblockade: Bindegewebe

Im Bindegewebe liegt der Schlüssel für die erfolgreiche Behandlung von Gewichtsproblemen. Lange Zeit wurde dem Bindegewebe, das in der Naturheilkunde auch als Grundsystem bezeichnet wird, in der Medizin keine große Aufmerksamkeit geschenkt. Man betrachtete es als einen bloßen »Lückenfüller«, der die Organe des Körpers wie Leber, Magen, Darm und Nieren verbindet bzw. zusammenhält. Dabei ist das Bindegewebe von unschätzbarem Wert – es dient als Nährstoffspeicher und Auffangbecken für Stoffwechselendprodukte, Säuren und Schadstoffe.

Das Bindegewebe als Sondermülldeponie und Transitstrecke

Das Bindegewebe hat keine Grenzen wie andere Organe, sondern es durchzieht den Körper von Kopf bis Fuß. Deshalb besitzt es auch eine übergeordnete Wirkung. Es erreicht jede Zelle und ist zuständig für Ernährung, Abwehrreaktionen und die Kommunikation der Zellen und Organe untereinander. Man kann dieses biologische System vergleichen mit einem großen Meer, in dem sich alle Lebensvorgänge der Zellen abspielen. Hier erfolgt die Nährstoffversorgung und hier entsorgen die Zellen auch ihre »Abfälle«. Die Zellen liegen nicht direkt aneinander, sondern zwischen ihnen befindet sich ein haarfeiner Raum, in dem Flüssigkeit zirkuliert, die so genannte extrazelluläre Flüssigkeit. Sie steuert die Stoffwechselbalance, den Sauerstoffhaushalt und den Eiweißstoffwechsel.

Viele chronische Erkrankungen beginnen – lange bevor körperliche Symptome auftreten – mit einer Entgleisung der normalen Abläufe und Funktionen im Bindegewebe. Auch Übergewicht nimmt hier seinen Lauf.

Auf diesem Weg werden – vergleichbar mit einer Art Transitstrecke – Stoffwechselprodukte, Sauerstoff und weitere Stoffe, die jede Zelle benötigt, von den kleinsten Blutgefäßen (Kapillaren) zu den Zellen transportiert. Umgekehrt verlassen Stoffwechselendprodukte und Kohlensäure die Zelle in Richtung Entsorgung, z. B. über die Lungen oder die Nieren. Ist der Mensch gesund, sind diese Leitungen frei und alle Stoffe können auf dieser Transitstrecke ungehindert fließen und ermöglichen eine optimale Versorgung.

Wenn der Energiefluss ins Stocken gerät

Entscheidend ist also die Passierbarkeit der Transitstrecke. Verschlackung, Übersäuerung und Eiweißüberschüsse verstopfen aber die lebenswichtigen Wege und hemmen damit den gesamten Energiefluss. Mineralsalze sind zwar im Körper vorhanden, gelangen aber aufgrund der Transitblockade nicht mehr an ihren Wirkungsort, die Zelle. Zahllose Giftstoffe, Säuren und Stoffwechsel-Abbauprodukte bleiben nun im Gewebe liegen. Vorübergehend stören diese Toxine nicht weiter, aber spätestens, wenn das Bindegewebe voll ist, zieht der Körper die Reißleine. Das Bindegewebe hat sich zu einer mit Schlacken und Schadstoffen voll gestopften Müllhalde entwickelt.

Die Entgiftungssalze

Damit die eingelagerten Gift- und Schadstoffe aus dem Körper transportiert werden können, müssen ausreichend Mineralsalze vorhanden sein, die die Giftstoffe binden und nach draußen befördern. Gerade daran mangelt es aber im gestörten Stoffwechsel.

Hier setzen die Schüßler-Entgiftungssalze Nr. 6 Kalium sulfuricum, Nr. 9 Natrium phosphoricum und Nr. 10 Natrium sulfuricum sowie Nr. 11 Silicea an. Sie greifen regulierend in dieses System ein, unterstützen die Reinigung des Gewebes und machen den Stoffaustausch wieder möglich. Die Funktionsfähigkeit des Bindegewebes wird wiederhergestellt. Die Transitstrecke ist somit wieder passierbar, der Energiefluss im Körper wieder frei.

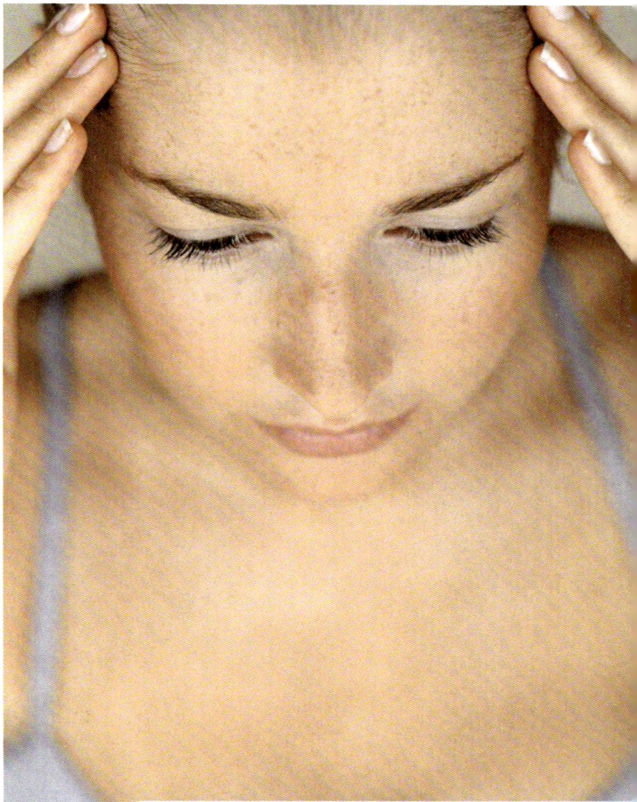

Die Salze Nr. 6, 9, 10 und 11 fördern die Entgiftung des Gewebes und spülen krank machende Substanzen aus.

Belastungen der Leber äußern sich nicht in Schmerzen, sondern in Form von Energiemangel und Antriebsschwäche. In der traditionellen chinesischen Heilkunde sagt man deshalb auch: »Die Müdigkeit ist der Schmerz der Leber.«

Die 3. Abnehmblockade: Leber und Darm

Als zentrales Entgiftungsorgan des Organismus ist die Leber durch Schad-, Giftstoffe und Abfallprodukte in besonderem Maße gefordert und bei einem gestörten Stoffwechsel mit einem Mangel an Mineralsalzen auch schnell überfordert. In der Biochemie ist Kalium sulfuricum Nr. 6 das zentrale Lebermittel. Es stärkt die wichtige Entgiftungsfunktion des Organs, fördert aber auch die Entgiftung über die Haut.

Eine falsche Sicherheit über die Gesundheit der Leber liefern übrigens häufig die »Leberwerte« aus dem Blutlabor. Selbst wenn diese Werte unauffällig sind, bedeutet das nicht, dass die Funktion der Leber unbelastet ist. Insbesondere latente Störungen der Leber sind im Labor zunächst meist nicht nachweisbar.

Minderwertige Verdauungssäfte bei Mineralsalzmangel

Auf Störungen im Mineralhaushalt reagieren die Verdauungsorgane empfindlich. Wenn Leber und Bauchspeicheldrüse (Pankreas) durch einen Mangel an Mineralstoffen, insbesondere bei einem Mangel von Salz Nr. 6 Kalium sulfuricum, Nr. 4 Kalium chloratum und Nr. 23 Natrium bicarbonicum in ihrer Funktion eingeschränkt sind, produzieren sie minderwertige Verdauungssäfte, die auch den Ablauf der Verdauung im Darm beeinträchtigen. Ein Defizit an Schüßler-Salz Nr. 10 Natrium phosphoricum führt zu einem Mangel an basischen Verdauungssäften. Die Verdauung läuft nicht mehr vollständig ab, das führt zu Blähungen oder auch zu einer vermehrten Gärung und Fäulnis im Darm. Eine chronische Verstopfung (Obstipation) verschlimmert die Sache zusätzlich: Stoffwechselabbauprodukte und Giftstoffe, die aus Zersetzungs- und Fäulnisprozessen freigesetzt wer-

Ballaststoffe und Trinken

Ballaststoffe binden Giftstoffe und fördern ihre Ausscheidung. Deshalb ist eine ballaststoffreiche Ernährung (Vollkornprodukte, Obst und Gemüse) so wichtig. Die Biostoffe können ihre positive Wirkung aber nur entfalten, wenn Sie viel trinken.

den, belasten und blockieren Stoffwechselabläufe erheblich. Wird nichts unternommen, macht sich eine schleichende Selbstvergiftung (Toxämie) breit. Eine Überlastung des Körpers mit diesen Giftstoffen kann sich in Kopfschmerzen, rheumatischen Beschwerden, Hautproblemen, psychischen Beeinträchtigungen, aber auch in Übergewicht zeigen. Es liegt nahe, dass man bei Gewichtsproblemen diese Blockaden unbedingt aus dem Weg räumen muss. Unterstützung gibt es durch die Mineralsalze Nr. 6, Nr. 4, Nr. 23 und Nr. 10.

Die 4. Abnehmblockade: Wasserhaushalt

Ohne Wasser kann der Mensch nur wenige Tage überleben. Im Wasser sind lebenswichtige Mineralsalze gelöst, und zu zwei Dritteln besteht der menschliche Organismus ja aus Wasser.

Der Wasserhaushalt wirkt sich auch auf Ihr Gewicht aus: Durch Wasseransammlungen kann sich Ihr Körpergewicht erheblich nach oben verschieben.

Die Nieren kontrollieren die Salz- und Wasserausscheidung des Körpers. Etwa alle sechs Minuten fließt das gesamte Körperblut durch die Nieren; das entspricht einer Tagesleistung von etwa 1500 Litern. Die Nieren filtern harnpflichtige Stoffe (Harnstoff, Kreatinin, Harnsäure), Salze, Darmfäulnisstoffe (Indol, Skatol), von der Leber inaktivierte Gift- und Arzneistoffe und andere Abfallprodukte heraus und entfernen sie zusammen mit dem Urin (etwa 1,5 Liter täglich) aus dem Körper. Wasserhaushalt und Säure-Basen-Haushalt stehen in enger Beziehung. Ist der Stoffwechsel durch übermäßige Säuren und Abfallprodukte belastet, fehlen für den Abtransport wichtige Mineralsalze.

Bei einem Übermaß an Säuren und anderen belastenden Substanzen greift der Wasserhaushalt regulierend ein. Er ist bestrebt, die unerwünschten Stoffe mit Wasser zu verdünnen und zu lösen, um ihre schädliche Wirkung auf den Organismus abzumildern. Das ist einerseits positiv, aber für Ihr Gewichtsmanagement nachteilig. Das Bindegewebe spielt für den Wasserhaushalt ebenfalls eine wichtige Rolle: Es speichert bei Bedarf große Mengen an Wasser. Dies gilt umso mehr, wenn reichlich Säuren und andere Schadstoffe dort abgelagert sind. Bei einem gestörten Wasserhaushalt sind immer die Mineralsalze Nr. 8 Natrium chloratum (reguliert) und Nr. 10 Natrium sulfuricum (entwässert) von großer Bedeutung. Wenn Sie mithilfe der Schüßler-Salze die unerwünschten Stoffwechselprodukte aus dem Körper eliminieren, wird auch das gebundene Wasser wieder freigesetzt und der Flüssigkeitshaushalt reguliert.

Die 5. Abnehmblockade: Eiweißverdauung

Die Eiweiße (Proteine), die wir mit der täglichen Nahrung aufnehmen, werden im Verdauungstrakt in ihre kleinsten Bausteine, die Aminosäuren, gespalten. Im Magen (Salzsäure) und Dünndarm findet die Eiweißverdauung statt, unterstützt von Enzymen der Bauchspeicheldrüse. Über Pfortader, Leber und Blutweg gelangen die Eiweißbausteine schließlich zu Zellen und Organen.

Warum Eiweiße lebenswichtig sind

Erst in Form von Aminosäuren sind Proteine für den Organismus verwertbar. Der Körper benötigt sie für die Produktion lebenswichtiger Stoffe wie

- Enzyme
- Hormone (z. B. Insulin, Adrenalin)
- Gerinnungsfaktoren (zur Blutgerinnung)
- Muskelgewebe
- Antikörper (für das Abwehrsystem)
- Transporteiweiß (z. B. Hämoglobin)
- Kollagen für das Bindegewebe

Zu viel Eiweiß belastet den Stoffwechsel

Bei der Verstoffwechselung von Eiweiß entstehen zahlreiche Abbauprodukte, wie z. B. Ammoniak, die am Ende in Form von Harnstoff über die Nieren ausgeschieden werden. Normalerweise bereitet es dem Körper keine Probleme, diese Stoffe zu entsorgen. Die meisten Menschen tendieren allerdings dazu, weitaus mehr (tierisches) Eiweiß mit der Nahrung aufzunehmen, als für ihren Körper gut ist.

Was geschieht mit diesen großen Mengen an Proteinen? Überschüsse können nicht einfach wieder ausgeschieden werden. Der Körper muss sie in irgendeiner Art verwerten. Der größte Teil wird in Form von Fetten eingelagert. Außerdem ist bei Menschen, die Probleme mit ihrem Gewicht haben, der Kollagenanteil im Bindegewebe stark erhöht. Mit anderen Worten: Auch das Bindegewebe ist gezwungen, Eiweiß zu speichern. Ist die Ernährung zu proteinreich, lagern sich die Aminosäuren sogar an den Zellwänden ab. Folge: Die Zellen sind latent schlecht versorgt, es werden größere Mengen der Mineralsalze verbraucht. Für den Eiweißstoffwechsel sind die Salze Nr. 2 Calcium phosphoricum und Nr. 4 Kalium chloratum notwendig.

Die Eiweißüberfüllung hat auch Konsequenzen für den Energiehaushalt: Der Mensch wird träger und müder. Um die überfüllten Eiweißspeicher zu entleeren, ist es sinnvoll, tierisches Eiweiß (Fleisch, Fisch) in der Ernährung einzuschränken.

Die 6. Abnehmblockade: Fettverdauung

Fette sind nicht generell Dickmacher – im Gegenteil: Fettsäuren sind für den Organismus lebenswichtig. In den Industrienationen nehmen sehr viele Menschen jedoch übermäßig viel Fett zu sich, nicht selten doppelt so viel, wie empfohlen. Wer mit seinem Gewicht kämpft, ist sich oftmals gerade der versteckten Fette, die in Fertiggerichten, Süßigkeiten und Kuchen lauern, gar nicht bewusst. Fette aus der Nahrung werden im Dünndarm mit Hilfe von Gallensaft und Enzymen der Bauchspeicheldrüse gespalten und zu Fettmolekülen umgebaut. Der überwiegende Teil gelangt als winzige Fettkügelchen über die Lymphwege in das Blut. Überschüssige Fettsäuren baut der Körper wieder zu Fetten um und lagert sie im Fettgewebe.

Wer abnehmen möchte, muss an seinem Fettstoffwechsel arbeiten. Das wichtigste Schüßler-Salz bei der Fettverdauung ist das Mineralsalz Nr. 9 Natrium phosphoricum. Tatsächlich liegt bei Menschen mit Übergewicht nicht selten ein Mangel an Nr. 9 vor, der das Ungleichgewicht im Fettstoffwechsel hervorgerufen hat. Ist der Fettstoffwechsel gestört, versucht der Organismus, Fett, das er nicht mehr verarbeiten kann, über die Haut auszuscheiden. Dann kann es sein, dass die Haut fettig glänzt. Typische Stellen sind Nase und Stirn.

Speicherung von Schadstoffen im Fettgewebe

Im Fettgewebe speichert der Körper zahlreiche Giftstoffe. Deshalb muss man Vorsorge treffen, wenn man in kurzer Zeit sehr viel an Gewicht verliert (z. B. beim Heilfasten): Rückt man den Fettdepots zu Leibe, werden auch Schadstoffe freigesetzt, die den Körper regelrecht überfluten können, wenn man zu schnell abnimmt. In jedem Fall muss dafür gesorgt werden, dass diese Schadstoffe ausgeleitet werden – mit den Schüßler-Salzen Nr. 6 Kalium sulfuricum, Nr. 9 Natrium phosphoricum und Nr. 10 Natrium sulfuricum. Anzeichen für eine Freisetzung der Gifte können sein: Kopfschmerzen, Schlafstörungen, depressive Stimmung und Gelenkbeschwerden.

Die 7. Abnehmblockade: Kohlenhydratverdauung

Kohlenhydrate werden im Mund und Dünndarm in ihre kleinsten Bausteine, die Glukosemoleküle (Traubenzucker) gespalten und von dort über den Blutweg in die Zellen zum Zwecke der Energieerzeugung transportiert. Glukose ist der Rohstoff für die Energiegewinnung des Körpers. Bei der Zellatmung (»innere Atmung«) wird Glukose in Energie umgewandelt. Dazu benötigt die Zelle unbedingt Sauerstoff.

Überschüssige Kohlenhydrate werden als Glykogen in Muskeln und in der Leber gespeichert. Ist der Zuckerhaushalt gestört, sind Kohlenhydrate auch verstärkt im Bindegewebe eingelagert. Überschüssiger Zucker kann an Eiweiße angedockt und im Bindegewebe abgelegt werden. Diese Zucker-Eiweiß-Verbindungen tragen erheblich zur Verschlackung des Bindegewebes bei. Finden sich kein Ventil und keine Entlastung von diesen Substanzen, kann das Bindegewebe irgendwann keine weiteren Kohlenhydrate zwischenlagern, der Körper setzt sie direkt an, das Gewicht steigt. Das Schlüsselsalz der Biochemie ist in diesem Fall Kalium chloratum Nr. 4. Es besitzt eine anregende Wirkung auf den Kohlenhydratstoffwechsel. Aber auch bei einem Mangel anderer Mineralsalze kann es leicht passieren,

Ursache der Verschlackung des Bindegewebes: zu viele Kohlenhydrate und Eiweiße in der Nahrung.

dass der Abbau der Kohlenhydrate gestört ist. In jeder Stufe der chemischen Abbaureaktionen des Energiestoffwechsels sind eine Vielzahl von Enzymen und Mineralsalzen erforderlich. Fehlt nur ein Salz in dieser Kettenreaktion, hat das Konsequenzen für den gesamten Stoffwechselprozess. Der Ablauf wird behindert; Zwischenprodukte bleiben liegen, werden nicht abgebaut und belasten den gesamten Stoffwechsel.

Einfluss der Schüßler-Salze auf die 7 Abnehmblockaden

12 Salze	Übersäuerung	Bindegewebe und Lymphe	Leber und Darm	Wasserhaushalt	Eiweißverdauung	Fettverdauung	Kohlenhydratverdauung
Nr. 1		X					
Nr. 2		X			X		
Nr. 3							
Nr. 4			X		XXX		XXX
Nr. 5			X				
Nr. 6		XXX	XXX				X
Nr. 7							
Nr. 8	XXX			XXX			
Nr. 9	XXX	XXX			X	XXX	X
Nr. 10		XXX	X	XXX		X	
Nr. 11	X	XXX					
Nr. 12			X		X		

XXX: sehr wichtig X: wichtig

3 Natürlich abnehmen mit Schüßler-Salzen

Dauerhaft abnehmen gelingt nur, wenn die Depots an Stoffwechselendprodukten und Giftstoffen entleert werden. Geschieht dies nicht, wirken diese Stoffe wie ein Sog, der die Pfunde wieder an sich zieht. Die Schüßler-Salze sorgen für die Reinigung des Gewebes. In diesem Kapitel finden

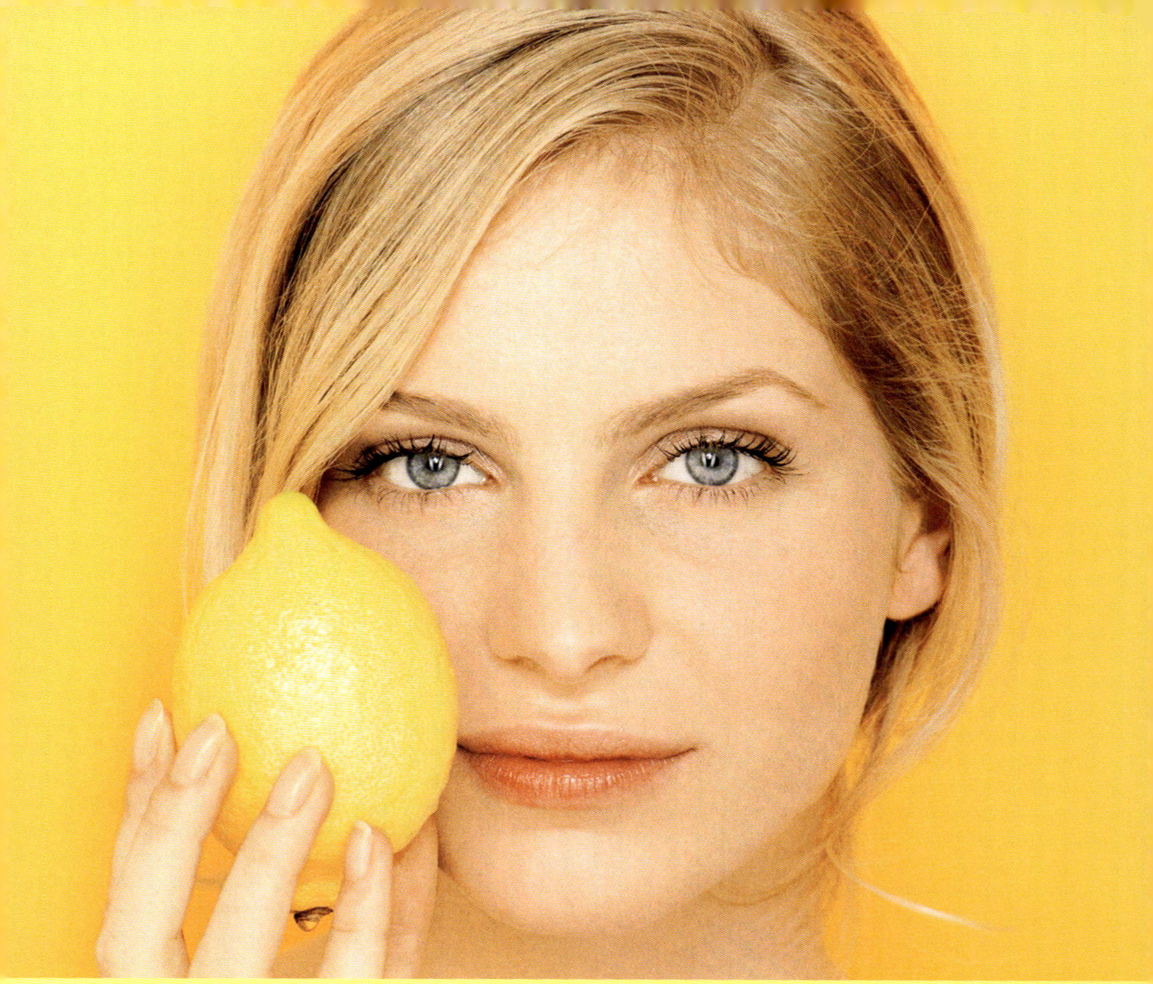

Sie eine Übersicht über die wichtigsten Schüßler-Salze, die Ihnen helfen, die Pfunde purzeln zu lassen. Genau diese Salze sind auch im Mineralsalz-Basispaket enthalten, das wir Ihnen – ebenso wie eine Einnahmeanleitung der Salze – präsentieren.

Die richtigen Salze gegen die 7 Abnehmblockaden

Übergewicht ist nicht nur die Folge falscher Ernährung, sondern auch von Stoffwechselblockaden. Lösen Sie die Blockaden mit ausgewählten Mineralsalzen und gelangen Sie auf natürliche Weise zu Ihrem Wunschgewicht. Welche Salze besonders wichtig sind, erfahren Sie in diesem Kapitel.

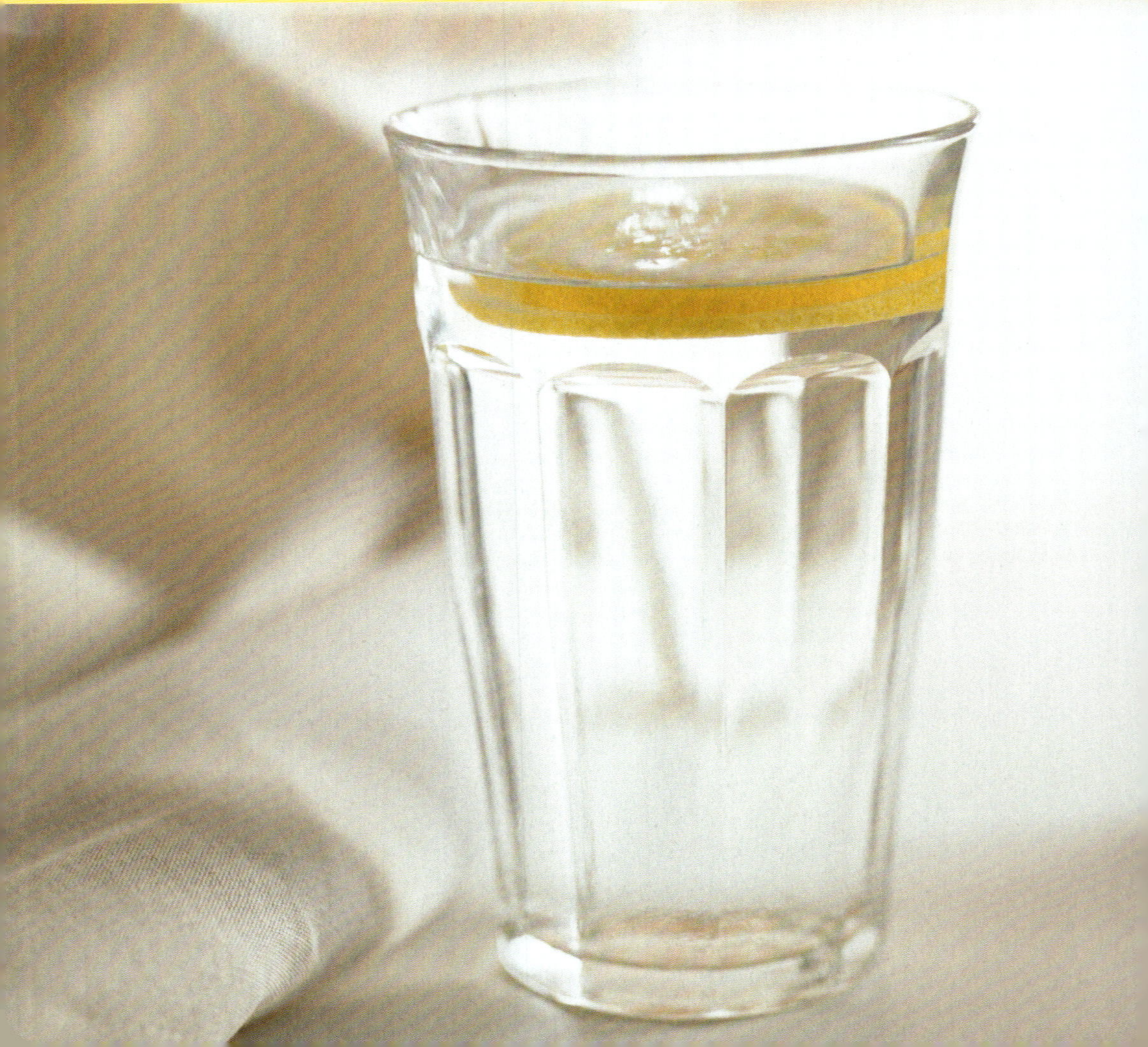

1. Das Mineralsalz für die Entsäuerung

Viele Menschen wundern sich, dass sie kein Gewicht verlieren, obwohl sie nicht übermäßig viel essen und sich einigermaßen bewegen. Höchstwahrscheinlich liegt ein Mangel an Salz Nr. 9 Natrium phosphoricum vor. Wegen der hohen Säurebelastung sind alle verfügbaren Mineralsalze an die Säuren gebunden und fehlen deshalb an anderer Stelle im Organismus. Sie können ihre Aufgabe im Körper nicht mehr übernehmen. Natrium phosphoricum spielt eine zentrale Rolle im Säure-Basen-Haushalt. Es sorgt dafür, dass Säuren und Basen sich in Balance befinden und besitzt zudem eine übergeordnete Wirkung als Stoffwechselmotor. Außerdem ist Natrium phosphoricum für die Entlastung des Körpers von Harnsäure zuständig.

Viele Menschen mit Übergewicht leiden unter einem Mangel an Schüßler-Salz Nr. 9, Natrium phosphoricum.

Natrium phosphoricum gilt als Neutralisationsmittel. Fehlt dieser Puffer, werden Säuren nicht mehr abtransportiert und landen schließlich im Zwischenlager Bindegewebe, wo sie Krankheiten und Beschwerden sowie Gewichtzunahme auslösen können. Auch wenn Sie häufiger unter Sodbrennen, saurem Aufstoßen und Gallen- oder Nierensteinen leiden, benötigt Ihr Körper das Mineralsalz dringend. Diese Beschwerden sind ein Hinweis dafür, dass die Natrium-phosphoricum-Reserven stark dezimiert sind.

Nicht zu vergessen: Natrium phosphoricum beeinflusst zudem den Fettstoffwechsel und den Abbau von Zucker (Glukose). Fehlt dieses wichtige Salz, hat das natürlich auch Konsequenzen für das reibungslose Funktionieren des Stoffwechsels.

2. Die Mineralsalze für die Entgiftung

Drei Salze sind es vor allem, die für die lebenswichtige Aufgabe der Entgiftung des Körpers zuständig sind: Kalium sulfuricum Nr. 6, Natrium phosphoricum Nr. 9 und Natrium sulfuricum Nr. 10. Ihr Zusammenwirken verdeutlicht die Tabelle »Die drei Schritte der Entgiftung mit Schüßler-Salzen« auf Seite 55.

Energiemangel und Schlappheit bei ausreichendem Schlaf können ein Zeichen dafür sein, dass die Leber überlastet ist. Kalium sulfuricum kann hier entgiftend wirken.

Mineralsalz Nr. 6 Kalium sulfuricum: Es treibt alle Entgiftungs- und Ausscheidungsvorgänge im Körper voran. Der Weg der Entgiftung geht hauptsächlich über Leber, Haut und Schleimhäute. Das Salz kräftigt die Schleimhäute und fördert die Ausscheidung über die Haut. Als starker Stoffwechselregulator entlastet es zudem das Bindegewebe. Außerdem hat es einen starken Bezug zur Leber, dem Entgiftungsorgan Nummer eins im menschlichen Körper. Ist die Leber übermäßig belastet, äußert sich das beispielsweise in Energiemangel und Schlappheit, obwohl der Betroffene ausreichend schläft.

Besteht ein Mangel an Kalium sulfuricum, können Stoffwechselendprodukte und andere belastende Substanzen nicht mehr ausgeschieden werden. Sie wandern ab ins Bindegewebe, weil der Körper keinen anderen Ausweg weiß. Im Gewebe binden diese Giftstoffe wiederum Wasser und Mineralsalze an sich. Warum der Körper jetzt kein Gewicht mehr verliert, erklärt sich von selbst.

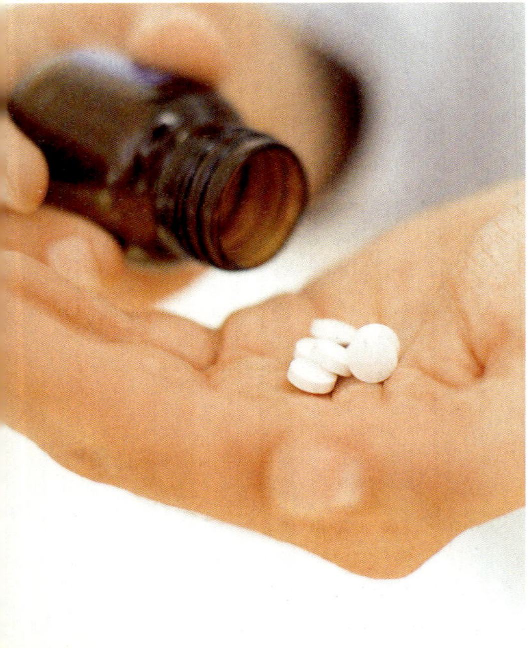

Die Schüßler-Salze Nr. 6, 9 und 10 sorgen für Entgiftung.

Mineralsalz Nr. 9 Natrium phosphoricum: Es spielt eine entscheidende Rolle im Säure-Basen-Haushalt, ist aber auch für die Eliminierung von Abfallprodukten zuständig. Natrium phosphoricum neutralisiert vor allem Säuren im Organismus und sorgt damit für das Säure-Basen-Gleichgewicht. Weitere Informationen zum Säure-Basen-Haushalt finden Sie im Ernährungskapitel (siehe Seite 69 ff.)

Mineralsalz Nr. 10 Natrium sulfuricum: Ist das Ausleitungsmittel der Biochemie schlechthin. Es regt die Ausscheidungsorgane Leber, Galle, Darm und Nieren an. Aufgrund seines Schwefelanteils besitzt Natrium sulfuricum stark entgiftende Eigenschaften. Seine Aufgabe ist es, unerwünschte Substanzen ausscheidungsfähig zu machen und zur Ausleitung zu bringen. Dabei arbeitet es Hand in Hand mit Nr. 8 Natrium chloratum (zuständig für den Wasserhaushalt), denn es gibt Stoffe, die nicht direkt im Gewebe abgelagert, sondern in einer wässrigen Lösung gehalten werden. Geschieht dies im Übermaß, werden Wassereinlagerungen sichtbar. Von diesen mit Abfallprodukten belasteten Flüssigkeiten kann sich der Körper mit Unterstützung von Natrium chloratum und Natrium sulfuricum befreien.

Die drei Schritte der Entgiftung mit Schüßler-Salzen

Nr. 6 Kalium sulfuricum	**1. Schritt:** Salz Nr. 6 holt belastende Stoffe aus der Zelle, den Depots und dem Gewebe ab. Jetzt werden die Tore zur Entgiftung geöffnet.
Nr. 9 Natrium phosphoricum	**2. Schritt:** Salz Nr. 9 baut Stoffwechselrückstände, Schlacken und Giftstoffe ab und eliminiert sie.
Nr. 10 Natrium sulfuricum	**3. Schritt:** Salz Nr. 10 transportiert die Abfallprodukte und Giftstoffe ab und unterstützt ihre Ausscheidung über Nieren, Darm und Haut.

3. Das Mineralsalz für den Wasserhaushalt

Auf das Salz Nr. 8 Natrium chloratum (Kochsalz) kann beim Abnehmen nicht verzichtet werden. Schließlich reguliert das Mineralsalz den Flüssigkeitsstoffwechsel, beeinflusst den Säure-Basen-Haushalt und ist an der Zellerneuerung beteiligt. Zudem hat Natrium eine enge Beziehung zu den Schleimhäuten. Natrium wirkt Wasser anziehend und reguliert damit den Flüssigkeitsgehalt in der Zelle und im Gewebe. Das Salz Nr. 8 hat die Aufgabe, die im Stoffwechsel frei gewordenen Stoffe und das daran gebundene Wasser über die Nieren auszuscheiden. Es ist zwar im Körper reichlich vorhanden, aber oft liegt eine Verteilungsstörung vor, die mit den Salzen korrigiert werden muss.

Wasser, ade!

Ein Aufbrauchen der Natrium-chloratum-Depots führt zu Wassereinlagerungen. Auch eine Übersäuerung fördert einen Mangel an Natrium chloratum. Dazu muss man wissen, dass Stoffwechselschlacken und überschüssige Säuren Wasser binden. Geschieht dies im Übermaß, gerät die Regulation des Flüssigkeitshaushaltes aus dem Gleichgewicht. Natrium chloratum hat die Aufgabe, die im Stoffwechsel frei gewordenen Stoffe und das daran gebundene Wasser über die Nieren auszuscheiden.

Nicht zu stark salzen!

Ein Kochsalzmangel erscheint uns zunächst paradox, nehmen wir doch mit der Nahrung meist viel mehr von diesem Salz zu uns, als empfohlen. Doch es handelt sich um einen relativen Mangel, d. h., Natrium chloratum (Kochsalz) ist zwar im Körper vorhanden, gelangt aber nicht zu den Stellen, wo es gebraucht wird. Um zu gewährleisten, dass das Natrium chloratum tatsächlich in die Zellen gelangt, ist die Einnahme des Schüßler-Salzes Natrium chloratum hilfreich. Das aufbereitete Schüßler-Salz ist der Schlüssel, der dem »normalen« Salz den Weg in die Zelle öffnet.

»Das Blut und seine Mysterien«

Schon Thomas Mann hatte in seinem Roman »Der Zauberberg« (1924) kritisiert, dass das Lymphsystem nicht ausreichend gewürdigt sei: »Man spricht immer vom Blut und seinen Mysterien und nennt es einen besonderen Saft. Aber die Lymphe, das erst ist ja der Saft des Saftes, die Essenz …«

4. Das Mineralsalz für Bindegewebe und Lymphe

Wesentlicher Bestandteil des Bindegewebes ist Silicea Nr. 11. Silicea (Kieselsäure) ist wichtig für die Gewichtsreduktion, denn es sorgt dafür, dass das Gewebe auch nach dem Abnehmen die nötige Straffheit und Festigkeit behält. Es regt die Kollagenbildung an und ist notwendig zum Abbau von Harnsäurekristallen. Es bindet diese Ablagerungen, führt sie über die Lymphe ab und wirkt so Gichtanfällen (können durch erhöhten Harnsäurespiegel im Blut entstehen) entgegen.

Das Lymphsystem durchzieht den ganzen Körper von oben bis unten. Auch die Milz gehört zum lymphatischen System. Täglich werden etwa zwei Liter Lymphflüssigkeit gebildet, in der auch Nahrungsfette aus dem Darm transportiert werden. Das Lymphsystem ist verantwortlich für die Ausleitung (Drainage) von Flüssigkeit und Stoffwechselendprodukten aus dem Gewebe. Das Mineralsalz Nr. 11 wie auch das Salz Nr. 2 Calcium phosphoricum unterstützen diesen Abtransport. Sie spielen damit eine wichtige Rolle bei der Entgiftung und Reinigung.

5. Das Mineralsalz für die Fettverdauung

Natrium phosphoricum (Nr. 9) ist bekannt für seine neutralisierende Wirkung im Säure-Basen-Haushalt. Weniger bekannt ist, dass das Salz in enger Beziehung zum Fettstoffwechsel steht. Es reguliert den Fetthaushalt und sorgt für die Fettverdauung.

Schwieriger Stoffwechselkandidat: Fett

Sicher kennen Sie die Empfehlung, Fette, insbesondere tierische Fette, beim Essen einzuschränken. Aber warum eigentlich? Nährstoffe wie Eiweiße und Kohlenhydrate werden vom Körper schnell verbrannt. Der Stoffwechsel reagiert schnell und verbrennt sie zügig. Der Fettstoffwechsel arbeitet hingegen träger. Über-

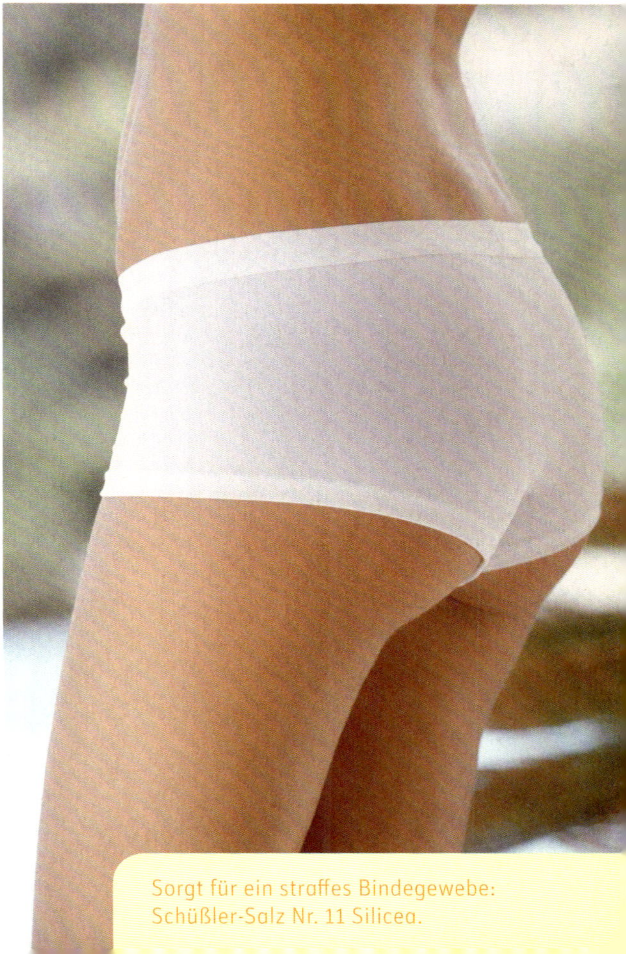

Sorgt für ein straffes Bindegewebe: Schüßler-Salz Nr. 11 Silicea.

schüssiges Fett wird nicht einfach in Energie umgewandelt, sondern langsam in die Depots gebracht. Wenn sie dort einmal lagern, ist der Abtransport dieser Vorräte ungleich schwieriger. Das Salz Natrium phosphoricum wiederum veranlasst den Körper, verstärkt Fett zu verbrennen. Außerdem löst es Harnsäure (Abbauprodukt des Eiweißstoffwechsels) aus dem Körper.

Weg mit unerwünschten Schadstoffen!

Wenn Sie Gewicht verlieren möchten, ist die Einnahme von Natrium phosphoricum noch aus einem weiteren Grund zwingend erforderlich: Beim Abnehmen werden in den Fettzellen gebundene Schadstoffe freigesetzt und überschwemmen – wenn kein schützender Abfangjäger wie Nr. 9 vorhanden ist – den Körper. Natrium phosphoricum eliminiert diese unerwünschten Stoffe.

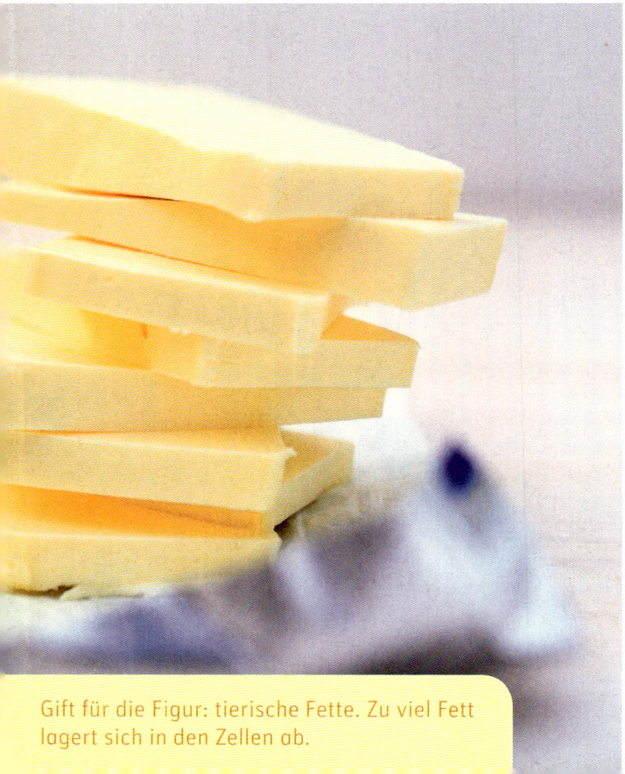

Gift für die Figur: tierische Fette. Zu viel Fett lagert sich in den Zellen ab.

6. Das Mineralsalz für die Eiweißverdauung

Bei einem gestörten Stoffwechsel sind nicht nur die Schlackendepots völlig überfüllt, sondern auch die Eiweißspeicher bis oben hin voll. Wenn das Abnehmen erfolgreich sein soll, müssen diese Speicher deshalb vorher geleert werden.

Dabei helfen Ihnen die Schüßler-Salze Nr. 2 Calcium phosphoricum und Nr. 9 Natrium phosphoricum. Calcium phosphoricum ist wichtig für die Normalisierung des Eiweißstoffwechsels und unterstützt die Produktion körpereigener Eiweiße wie etwa Hormone und Enzyme.

Ein gestörter Eiweißstoffwechsel führt zu einer erheblichen Leberbelastung. Hintergrund: Bei der Verstoffwechselung von Eiweiß entstehen zahlreiche Stoffe wie Ammoniak, Indol und Skatol. Diese Stoffwechselgifte gelangen, wie auch die Eiweißfäulnisprodukte aus dem Darm, von der Pfortader zur Leber. Bei einer gestörten Eiweißverdauung ist daher auch die Einnahme des Salzes Nr. 6 Kalium sulfuricum sinnvoll, das ebenfalls Bestandteil des Abnehmpaketes ist.

Auch das Salz Natrium phosphoricum Nr. 9 spielt bei der Eiweißverdauung eine erhebliche Rolle. Es löst Harnsäure (entsteht im Eiweißstoffwechsel) und neutralisiert sie.

7. Das Mineralsalz für die Kohlenhydratverdauung

Wenn zu viel Süßes und schnell verdaubare Kohlenhydrate (z.B. Produkte aus Weißmehl, Kuchen, Limonaden) gegessen werden, schnellt der Insulinspiegel in die Höhe. Kurz darauf fällt der Insulinspiegel wieder ab – das ruft erneut Hungergefühle hervor.
Das Hormon Insulin ist der Schlüssel für einen reibungslosen Stoffwechsel. Es senkt den Blutzucker und bringt ihn in die Zelle zur Energiegewinnung. Wenn in Mahlzeiten Kohlenhydrate und Fette gleichzeitig gegessen werden, werden die Kohlenhydrate bevorzugt verstoffwechselt und das Fett an der Hüfte deponiert. Bei einem niedrigen Insulinspiegel wird Körperfett besser abgebaut. Kein Wunder, dass Menschen, die zwar weniger Fett, aber übermäßig viele Süßigkeiten essen, Fettpolster zulegen.

Motor der Glukose-Verbrennung

Das Salz der Biochemie für den Kohlenhydratstoffwechsel ist Kalium chloratum Nr. 4. Es besitzt eine anregende Wirkung auf die Verbrennung von Glukose und damit einen wichtigen Einfluss auf den Energiehaushalt des Organismus. Wer zu Übergewicht neigt und wenig Bewegung hat, benötigt dieses Salz sehr häufig.

Das Basispaket zum Abnehmen

Um Ihnen den Einstieg in das Abnehmprogramm mit Schüßler-Salzen zu erleichtern, haben wir für Sie das praktische Mineralsalz-Basisabnehmpaket entwickelt. Es ist speziell auf den Organismus abgestimmt, der zu viel Gewicht angelagert hat, und enthält sechs Mineralsalze, die sich in idealer Weise ergänzen und sich gegenseitig in ihrer Wirkung verstärken.

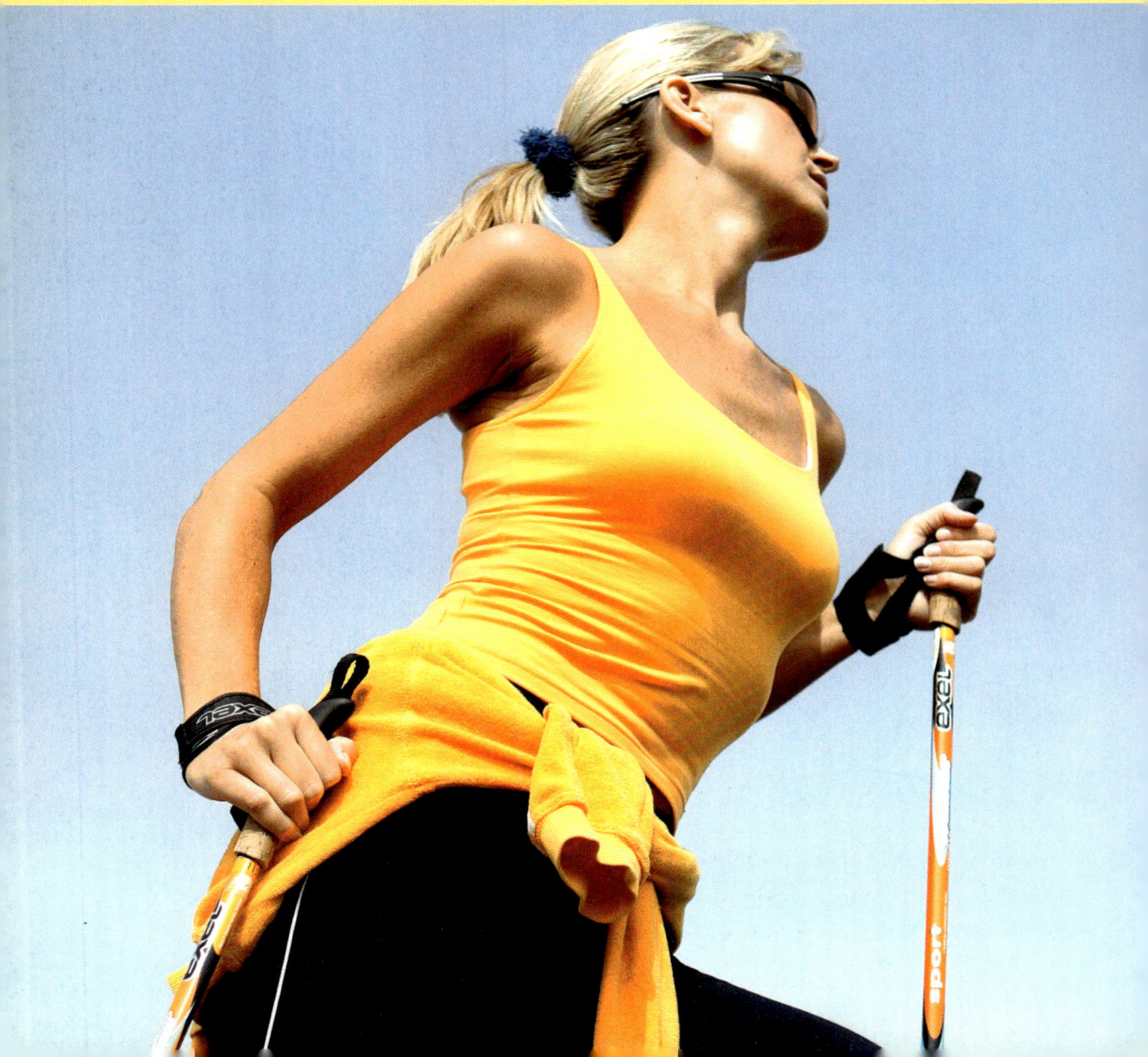

Die ideale Salzkombination zum Abnehmen

Das Mineralsalzpaket ist eine spezielle, neuartige Kombination bestimmter Schüßler-Salze für all diejenigen, die gerne abnehmen möchten. Es besteht aus sechs Mineralsalzen, die in dieser Kombination eine Rundumversorgung bieten. Bewährt hat sich genau diese Basiskombination, da sich die Salze gegenseitig unterstützen und nur so ein wirkungsvoller Abtransport aller belastenden Stoffe gewährleistet ist.

Die heilsamen Salze unterstützen den Abbau von Schadstoffen und die Fettverbrennung, stärken das Bindegewebe (gut gegen Cellulite), glätten die Haut, bringen Stoffwechsel und Verdauung in Schwung und fördern die Entwässerung. Sie stellen die richtige Weiche für einen reibungslos funktionierenden Stoffwechsel, lösen spezifische Abnehmblockaden auf und sind der Schlüssel für eine natürliche Gewichtsreduktion. Neben diesem Basispaket haben Sie die Möglichkeit, entsprechend Ihrer individuellen Situation, ergänzend noch ein bis zwei weitere Schüßler-Salze auszuwählen.

Kein Metall!

Achtung: Rühren Sie den Mineraldrink nicht mit einem Metalllöffel um, das beeinträchtigt die Wirkung. Verwenden Sie stattdessen einen Plastik- oder Holzlöffel.

So nehmen Sie die Salze ein

- Nehmen Sie von jedem der sechs Salze des Basispaketes dreimal täglich eine Tablette (dreimal täglich also insgesamt 6 Tabletten), am besten aufgelöst in einem Glas abgekochtem heißem Wasser.
- Trinken Sie die noch warme Flüssigkeit langsam in kleinen Schlucken und behalten Sie die Flüssigkeit eine Weile im Mund, damit die Salze optimal von der Mundschleimhaut aufgenommen und weiter zum Blut transportiert werden können.
- Ebenso gut können Sie die Tabletten auch einfach im Mund langsam zergehen lassen.
- Nehmen Sie die Salze möglichst eine halbe Stunde vor oder eine Stunde nach dem Essen ein. Auf diese Weise wird verhindert, dass sich das Salz zu sehr mit dem Nahrungsbrei vermengt.

Das Mineralsalzpaket zum Abnehmen (Basispaket)

Mineralsalz	Funktion/Aufgaben
Nr. 4 Kalium chloratum D6	Für Kohlenhydrat- und Eiweißstoffwechsel Allgemein stoffwechselanregend Anregung des Lymphflusses
Nr. 6 Kalium sulfuricum D6	Entgiftung, Anregung der Leberfunktion Ausleitung über die Haut Für den Zuckerstoffwechsel
Nr. 8 Natrium chloratum D6	Für den Wasserhaushalt Für den Säure-Basen-Haushalt
Nr. 9 Natrium phosphoricum D6	Für den Säure-Basen-Haushalt Neutralisiert Harnsäure, eliminiert Abfallprodukte Für den Fettstoffwechsel und die Fettverbrennung, für die Eiweißverdauung
Nr. 10 Natrium sulfuricum D6	Ausleitung- und Ausscheidungsmittel Entgiftung über den Darm Bei Neigung zu Fettleibigkeit
Nr. 11 Silicea D12	Für die Funktion des Bindegewebes Für Haut, Haare und festes Gewebe Reduziert Harnsäure im Blut

So lange dauert die Kur

Die Kur mit dem Mineralsalz-Abnehmpaket sollten Sie über mehrere Wochen durchführen, mindestens vier Wochen bis zu mehreren Monaten. Die Dauer der Einnahme richtet sich zusätzlich nach ihrem Befinden. Auch später können Sie Ihren Stoffwechsel immer mal wieder mit einer mehrwöchigen Schüßler-Salze-Kur in Ordnung bringen.

Die gelösten Schüßler-Salze sind geschmacklich übrigens recht angenehm und schmecken beinahe neutral. Deswegen ist es auch nicht störend, die Mineraldrinks über einen längeren Zeitraum einzunehmen.

Schüßler-Salze gibt es von verschiedenen Herstellern rezeptfrei in der Apotheke. Übliche Packungsgrößen sind 80, 100, 200 oder 400 Tabletten.

Die Erweiterung des Mineralsalzpakets: Salze zur individuellen Auswahl

Zusätzlich zum Mineralsalz-Basispaket können Sie bei Bedarf individuell noch ein bis zwei weitere Schüßler-Salze auswählen, die zu Ihrer körperlichen oder geistig-seelischen Situation am besten passen. Orientieren Sie sich bei der Auswahl an den Beschreibungen der einzelnen Salze (ab Seite 16) sowie an der Tabelle Abneigung/Vorlieben von Speisen (siehe Seite 33). Wenn bekannt ist, dass bei Ihnen ein bestimmtes Organsystem belastet ist, sollten Sie an die zusätzliche Einnahme des zugehörigen Salzes denken (z. B. Bauchspeicheldrüse – Salz Nr. 23, oder Nervensystem – Salz Nr. 7)

Diese Schüßler-Salze helfen zusätzlich beim Abnehmen

Insbesondere die folgenden Salze können – neben dem Basispaket einzeln oder zu mehreren hinzugenommen – zusätzlich bei der Gewichtsreduktion unterstützen:

- Das Mineralsalz für den Darm:
  Nr. 5 Kalium phosphoricum – Regulierung des Stoffwechsels, unterstützt die Arbeit der Drüsen, entgiftende Wirkung auf den Darm, Störungen der Fettverdauung
- Das Mineralsalz für das Nervensystem:
  Nr. 7 Magnesium phosphoricum – Zur Stabilisierung des vegetativen Nervensystems, senkt den Cholesterinspiegel
- Das Mineralsalz für die Eiweißbildung:
  Nr. 2 Calcium phosphoricum – Fördert die Zellerneuerung, kräftigt bei Schwächezuständen
- Das Mineralsalz für die Schilddrüse:
  Nr. 15 Kalium jodatum (Ergänzungsmittel) – Unterstützt die Funktionen der Schilddrüse, das Mineralsalz zur Anregung den gesamten Stoffwechsels allgemein
- Das Mineralsalz für die Bauchspeicheldrüse:
  Nr. 23 Natrium bicarbonicum (Ergänzungsmittel) – Aktiviert die Bauchspeicheldrüse, regt die Ausscheidung von harnpflichtigen Substanzen an, hilft bei trägem Stoffwechsel

4 Das Abnehmwochenende für Einsteiger

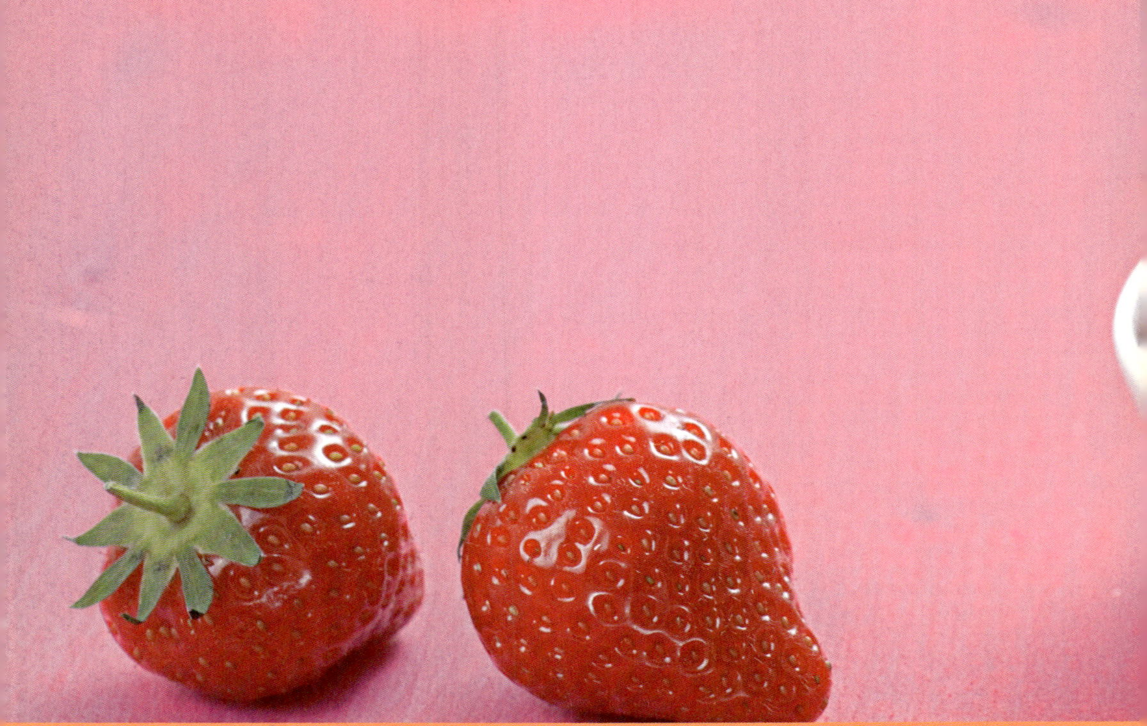

In diesem Kapitel finden Sie einen Weg, wie Sie mit einer Kombination aus Schüßler-Salzen, ausgewogener Ernährung und weiteren Bausteinen auf gesunde Weise abnehmen können, ohne zu hungern. Auch ständige Gewichtsschwankungen lassen sich damit vermeiden. Neben einem

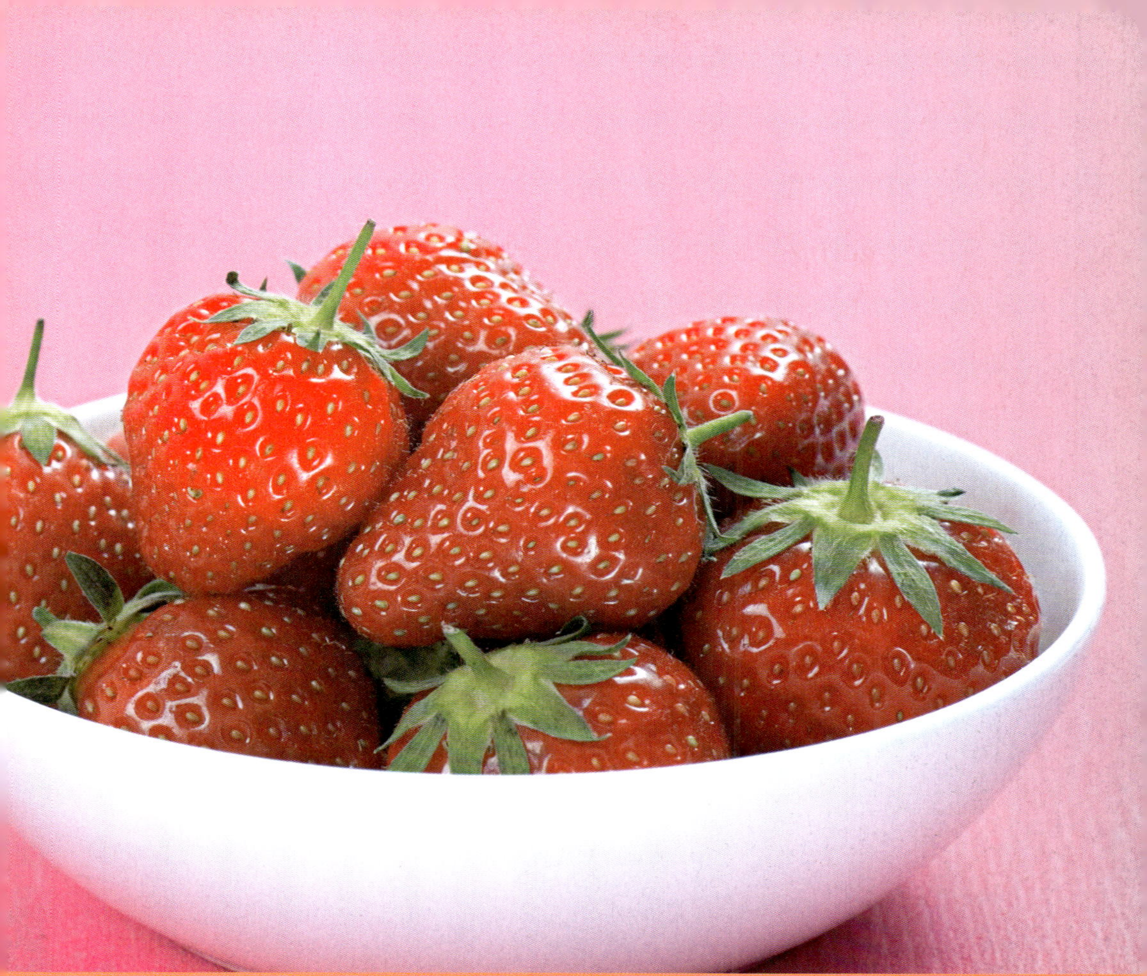

Überblick über gesunde, ausgewogene Ernährung haben wir Ihnen für einen optimalen Einstieg in das Schüßler-Salze-Programm einen Plan für ein Abnehmwochenende ausgearbeitet. Ergänzend finden Sie ab Seite 82 viele leckere Rezepte.

Die richtige Ernährung

Das A und O auf dem Weg zum Wunschgewicht ist eine gesunde Ernährung. Nur wer sich gut und ausgewogen ernährt, hat eine gute Chance, sein Gewicht nicht nur kurzfristig zu reduzieren, sondern auch dauerhaft zu halten. Aus diesem Grund haben wir Ihnen die wichtigsten Fakten zum Thema gesunde Ernährung auch in Bezug zu Schüßler-Salzen kurz zusammengefasst.

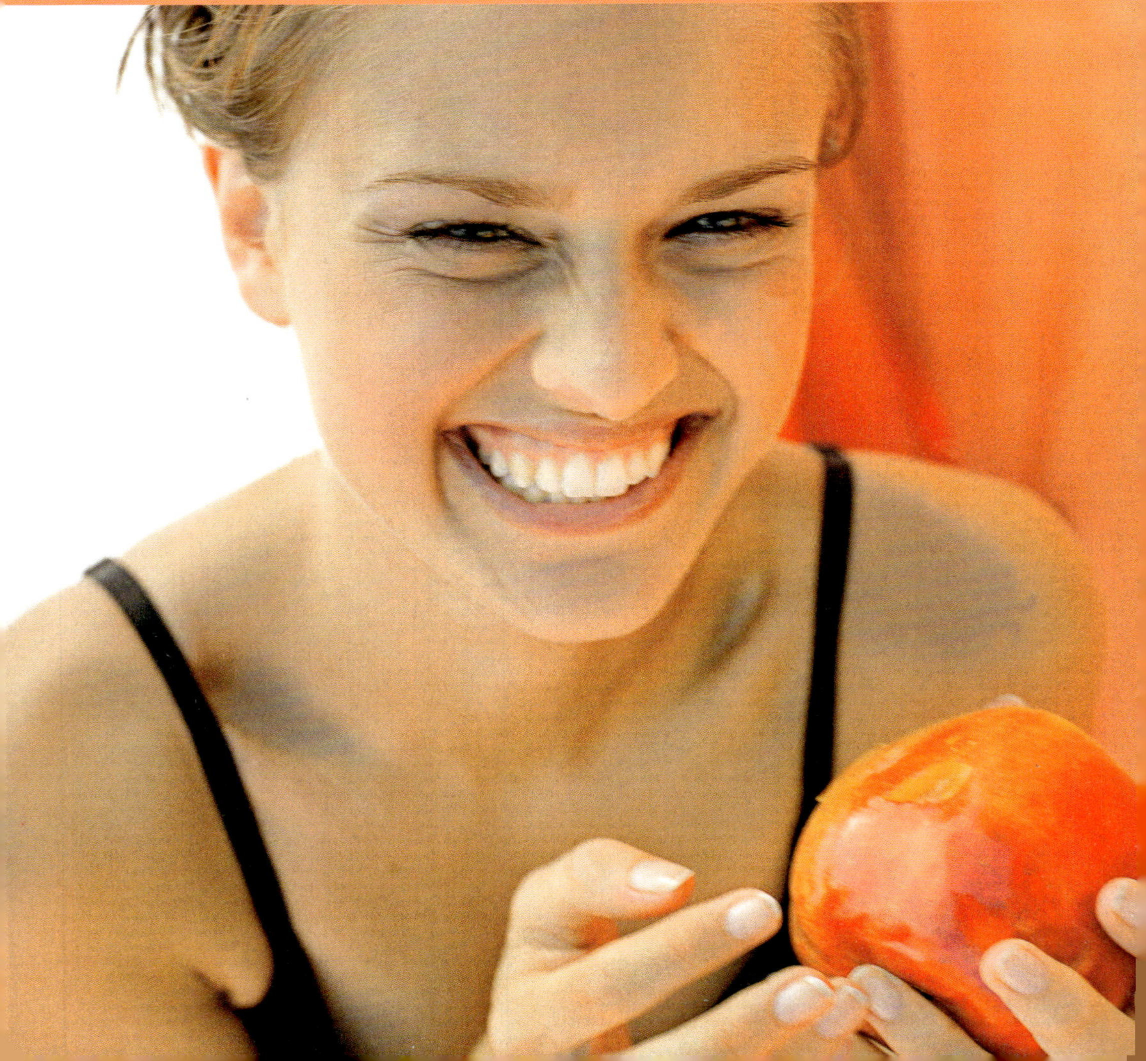

Was Sie über Fette wissen sollten

Ungesättigte Fettsäuren kann der Körper nicht selbst herstellen, sie müssen über die Nahrung zugeführt werden. Sie werden als essenzielle Fettsäuren bezeichnet und sind in pflanzlichen Ölen in weitaus höherer Konzentration enthalten als in tierischen Fetten. Sie vermindern den Cholesterinspiegel im Blut. Kaltgepresste Öle sind besonders reich an wertvollen Fettsäuren und sollten daher auf dem täglichen Speiseplan stehen. In der vollwertigen Küche sind Pflanzenöle die wichtigsten Fettlieferanten.

Pflanzenöle im Überblick

- Sonnenblumenöl: sehr wertvoll wegen des hohen Anteils an Vitamin E und Linolsäure; schwacher Eigengeschmack, ist daher für beinahe alle Gerichte geeignet.
- Olivenöl: der Geschmack ist je nach Klima, Boden und Reifegrad der Oliven unterschiedlich: von mild bis würzig. Verwenden Sie nur hochwertiges Olivenöl, d.h. kaltgepresstes Öl; gut geeignet für die kalte Küche.
- Maiskeimöl: enthält viel Vitamin E und Lecithin; schmeckt neutral, daher gut für die warme und kalte Küche geeignet.

Vorsicht, Fettfalle! So sparen Sie Fette

- Essen Sie viel Obst und Gemüse – die haben wenig oder gar kein Fett. Ausnahme: Avocados und Oliven sollten aufgrund ihres Fettgehaltes nicht zu oft auf Ihrem Speiseplan stehen.
- Bevorzugen Sie fettarme Zubereitungsarten: Dünsten, Dämpfen und Grillen. Verwenden Sie eine beschichtete Pfanne.
- Reduzieren Sie Süßigkeiten, verzichten Sie am besten ganz darauf.
- Machen Sie Salatsaucen mit Joghurt oder wenig Öl an.
- Streichen Sie Butter nur ganz dünn aufs Brot.
- Greifen Sie nur selten zu Halbfettprodukten. Es handelt sich dabei um Mischfette, die zudem viele Zusatzstoffe enthalten.
- Machen Sie einen großen Bogen um Fertiggerichte wie z.B. Fertigpizza, Chips oder fertige Salatsaucen. Sie enthalten reichlich versteckte Fette.
- Meiden Sie fette Fleisch- und Wurstsorten wie Schweinefleisch, Gans, Leberwurst und Salami. Entfernen Sie sichtbare Fettränder.
- Schränken Sie panierte Speisen, z.B. Fisch oder Schnitzel, ein. Dasselbe gilt für in Fett gebratene oder frittierte Speisen, wie Pommes frites.

Gute Ernährung ist so leicht

Durch eine einfache Umorientierung in der Ernährung fühlen sich viele Menschen schnell besser. Dabei geht es weniger um spezielle Ernährungsempfehlungen oder Diäten, sondern um einfache Basisregeln.

Davon mehr	Davon weniger
Hochwertige, kaltgepresste Pflanzenöle: Olivenöl, Sonnenblumenöl, Distelöl und Leinöl	Tierische Fette: Butter und Bratfette
Ballaststoffe (reichlich vorhanden in Vollkornprodukten, Obst und Gemüse) – sie sind sättigend, regulieren die Verdauung und senken erhöhte Cholesterinwerte	Weißmehlprodukte (z. B. helle Brote und Brötchen, Gebäck) und Zucker (Süßigkeiten und Desserts)
Flüssigkeit (Mineral- oder Heilwasser, Kräutertee, grüner Tee)	Limonaden, gesüßte Getränke, Bohnenkaffee, schwarzer Tee, Alkohol (»leere Kalorien«)
Frische und unverarbeitete Nahrungsmittel: 5 x täglich Obst und Gemüse (reichlich Vitamine)	Fertiggerichte und Fast Food: sie enthalten versteckte Fette, Salz, Zusatzstoffe, aber dafür kaum wertvolle Nährstoffe (wenig Vitamine)
Hochwertiges Eiweiß: Soja, Fisch, helle Fleischsorten bevorzugen, z. B. Geflügel und Schwein	Rotes Fleisch: z. B. Fleisch von Wildtieren oder Rindfleisch
Bitterstoffe wie Oliven, Löwenzahn (z. B. alsTee S. 77), Rettich oder Artischocken stärken die Leber und unterstützen die Entgiftungsfunktion	Alkohol und Tabak belasten die Leber
Süße, reife Früchte der Saison, aus heimischem Anbau	Unreif geerntete Früchte, die erst künstlich nachreifen müssen
Frische Kräuter und Gewürze	Fertige Gewürzmischungen mit Geschmacksverstärker
Frische Milchprodukte (Buttermilch, Kefir, Naturjoghurt, frische Milch)	Fertige Milchprodukte wie Fruchtzubereitungen (enthalten viel Zucker), H-Milch

Der Säure-Basen-Haushalt

Zahlreiche Beschwerden wie Antriebsschwäche und rasche Ermüdung, erhöhte Infektanfälligkeit, Verdauungsbeschwerden, Schmerzen, Hautleiden, Gelenkbeschwerden oder Stimmungstiefs sind auf eine chronische Übersäuerung des Körpers zurückzuführen. Auch der Zusammenhang zwischen einer chronischen Übersäuerung des Körpers und der Entstehung von Übergewicht ist gesichert (siehe Abnehmblockade Nr. 1, Seite 40). Deshalb ist die Balance des Säure-Basen-Haushaltes so wichtig.

Der pH-Wert

Der pH-Wert ist die Abkürzung für »potentia hydrogenii« und ein Maß für die Wasserstoffionen-Konzentration. Er dient damit als Formel, ob eine Lösung basisch, sauer oder neutral reagiert. Die Skala reicht von 0 bis 14.

- pH-Werte unter 7 = sauer
- pH-Wert 7 = neutral
- pH-Werte über 7 = basisch (alkalisch)

Da sich der pH-Wert im Urin je nach Ihrer Ernährung ändert, können Sie mit Teststreifen aus der Apotheke den pH-Wert des Urins kontrollieren. Entscheidend für Abnehmblockaden sind aber letztlich die Säureverhältnisse im Bindegewebe.

Die Menge der vorhandenen Säuren im Körper hängt stark mit unserer Ernährung sowie Lebenssituation (Bewegung und Stress) zusammen. Bei einer zuckerreichen Kost und viel Fleisch fallen große Mengen von Säuren an, die die Nieren bewältigen müssen, um das Säure-Basen-Gleichgewicht im Körper konstant zu halten. Günstig ist darum eine basenüberschüssige Ernährung mit viel Gemüse und Kartoffeln, wenig Fleisch und erhöhter Flüssigkeitszufuhr (siehe Tabelle auf Seite 68).

Der pH-Wert von Lebensmitteln und Flüssigkeiten

Der pH-Wert beschreibt den Säuregehalt einer Lösung. Je kleiner der pH-Wert, desto stärker die Säure.

Salzsäure	< 1	stark sauer
Zitronensaft	2,8	stark sauer
Sauerkraut, Wein	3,8	sauer
Kaffee	5	sauer
Milch	6,5	schwach sauer
Reines Wasser	7,0	neutral
Bier	4,4	sauer
Cola	2,8	stark sauer

Säure-Basen-Tabelle

Welche Lebensmittel machen den Stoffwechel sauer, welche basisch? Hier eine Übersicht über die wichtigsten Nahrungsmittel:

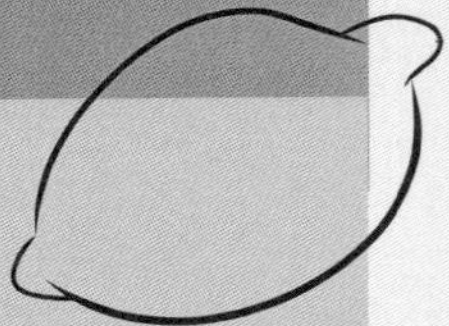

Basenbildende oder neutrale Nahrungsmittel	Säurebildende Nahrungsmittel
Gemüse: Kartoffeln, Spinat, Karotten, Blumenkohl, Brokkoli, Gurken, Kohlrabi, Lauch, Sellerie, Kürbis, Zwiebeln, Pilze, Rotkraut, Auberginen, Tomaten, Zucchini	**Gemüse:** Rosenkohl, Gemüse aus Konserven
Blattsalate: Kopfsalat, Löwenzahn, Chicorée, Eisbergsalat, Feldsalat, Rucola	**Fleisch:** Gans, Kaninchen, Leber, Kalbfleisch, Schweinefleisch
Kräuter und Gewürze: Petersilie, Schnittlauch, Brunnenkresse, Oregano, Thymian	**Wurst:** Cervelatwurst, Salami, Corned Beef, Schinken, Bierschinken
Hülsenfrüchte: Sojabohnen und Sojaprodukte (Tofu), frische Sprossen	**Hülsenfrüchte:** Linsen, weiße Bohnen
Obst: Feigen, Rosinen, Äpfel, Birnen, Bananen, Aprikosen, Ananas, alle Beerenfrüchte	**Fisch und Meeresfrüchte:** Muscheln, Krabben, Garnelen, Forelle, Lachs, Rotbarsch, Sardinen in Öl
Nüsse und Samen: Mandeln, Sesam, Haselnüsse	**Nüsse:** Walnüsse, Erdnüsse
Milch- und Milchprodukte, Eier: Frischmilch, Molke, Kefir, Butter	**Milch- und Milchprodukte, Eier:** Eier, H-Milch, Quark, Mascarpone, Crème fraîche
Käse: Frischkäse	**Käse:** Schmelzkäse, Parmesan, Cheddar, Gouda, Butterkäse, Gorgonzola, Camembert
Getränke: stilles Wasser, Kräutertee, Gemüsesäfte	**Getränke:** Limonaden, Cola, Kaffee, Alkohol, Früchtetee
Pflanzliche Öle: z. B. Olivenöl, Sonnenblumenöl	**Tierische Fette:** Schweineschmalz

Entgiftungssystem Lunge: Säuren abatmen

Beim Gasaustausch in der Lunge wird Sauerstoff aufgenommen und Kohlendioxid an die Außenwelt abgegeben. Bei Menschen, die nicht tief genug atmen, kann es allerdings leicht passieren, dass sich zu viele Wasserstoffionen im Körper ansammeln und auch andere belastende Stoffe wie etwa Ammoniak vermehrt im Körper verbleiben.

So bleiben Sie in der Säure-Basen-Balance

- Die Schüßler-Salze unterstützen den Wechsel des Organismus vom sauren in den basischen Bereich. Das wichtigste Salz in diesem Zusammenhang ist Natrium phosphoricum (Nr. 9).
- Reichlich basische Kost essen (Gemüse, Obst und Kartoffeln).
- Viel Bewegung: Mit dem Schweiß werden Schlackenstoffe und Säuren ausgeschieden.
- Atemübungen: Durch ruhiges, tiefes Ein- und Ausatmen werden Säuren ausgeschieden.
- Entspannungsverfahren sind wichtig, denn Stress ruft durch seine Spannungszustände sehr viele Säuren hervor. Gute Entspannungsmethoden sind z. B. autogenes Training, Meditiation oder Yoga.

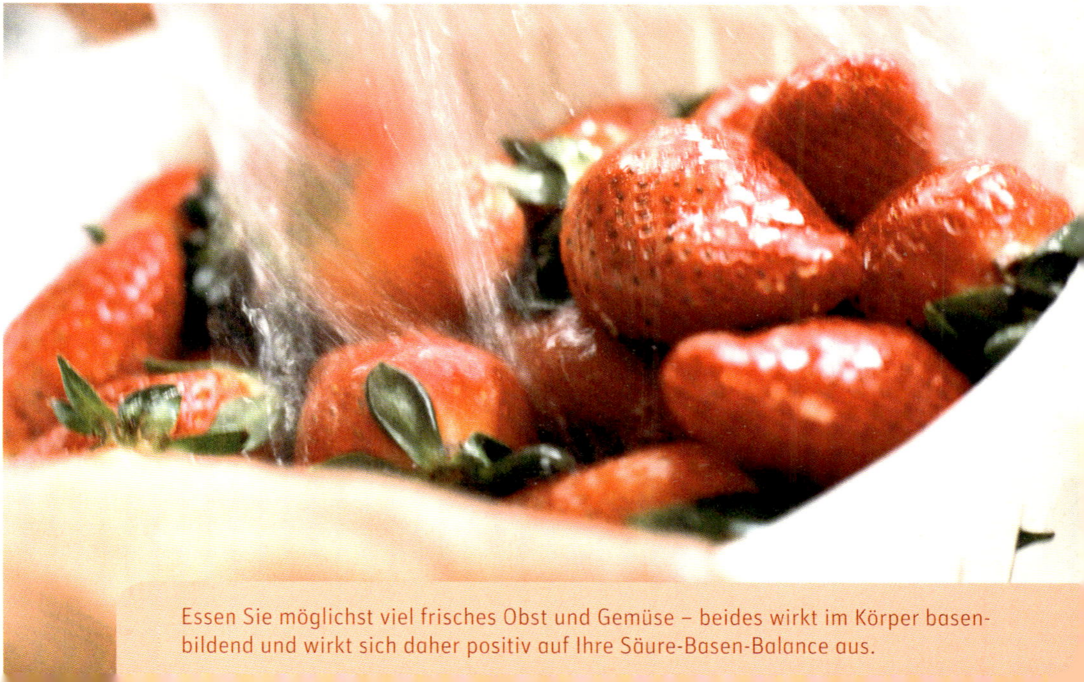

Essen Sie möglichst viel frisches Obst und Gemüse – beides wirkt im Körper basenbildend und wirkt sich daher positiv auf Ihre Säure-Basen-Balance aus.

Der Darm als Entgiftungssystem

Täglich werden an den Darm enorme Anforderungen durch die Nahrungsaufnahme und die Abwehr von Mikroorganismen gestellt. Eine gestörte Darmfunktion wird häufig ausgelöst durch hastiges Essen und denaturierte Lebensmittel (Weißmehl, Zucker, Mangel an Ballaststoffen). Der Darm reagiert darauf mit Blähungen, Magendrücken, Verstopfung oder Durchfall. Bei dauernden Beschwerden muss an eine Störung der Darmflora gedacht werden. Auch ein Mangel an Verdauungssäften und Enzymen, z. B. von der Bauchspeicheldrüse, kann Blähungen und Völlegefühl verursachen. Mögliche Ursache: ein Mangel an Mineralsalzen.

Die bei einseitiger Ernährung durch Gärung und Fäulnis im Darm entstehenden Stoffe gelangen über die Darmwand in den Organismus. Wenn diese Prozesse

So unterstützen Sie die Entgiftungssysteme des Körpers

Ausscheidungsorgan	Anregung mit Schüßler-Salz	Weitere Maßnahmen
Darm	Nr. 4 Kalium chloratum Nr. 5 Kalium phosphoricum Nr. 10 Natrium sulfuricum	Gesunde und basenreiche Ernährung, Ballaststoffe (binden Gifte), Reinigung: Bittersalztrunk; Einlauf mit Schüßler-Salzen, Heilfasten
Nieren	Nr. 8 Natrium chloratum Nr. 10 Natrium sulfuricum	Ausreichend trinken: reines, kohlensäurefreies Wasser, Stoffwechseltee
Leber/Galle	Nr. 6 Kalium sulfuricum	Leberentgiftungswickel Stoffwechseltee
Haut + Schleimhaut	Nr. 4 Kalium chloratum Nr. 6 Kalium sulfuricum	Entsäuerungsbäder, Schwitzen beim Sport, Sauna, Kneipp Anwendungen, Stoffwechseltee
Lymphe	Nr. 4 Kalium chloratum Nr. 11 Silicea	Massagen Lymphdrainage
Lunge	Nr. 11 Silicea	Tiefes Einatmen und Ausatmen Bewegung an der frischen Luft Entsäuerungsbäder

zu lange andauern, belastet dies auch die Mineralspeicher. Die Salze fehlen dann bei anderen wichtigen Stoffwechselprozessen, etwa bei der Fettverdauung und Entgiftung.

Die Tabelle auf der linken Seite gibt Ihnen eine Übersicht, mit welchen Mineralsalzen Sie die Entgiftungsprozesse in Ihrem Körper – auch die im Darm – unterstützen können.

So viel Fett kann in Lebensmitteln stecken

Fettgehalt pro 100 g Lebensmittel	
Mayonnaise	65–80 g
Speck, durchwachsen	65–80 g
Mandeln	54 g
Salami	45–50 g
Mascarpone	40 g
Kartoffelchips	40 g
Creme fraiche	40 g
Schweinekotelett	32 g
Nusskuchen	29 g
Blätterteig	25 g
Eiskaffee	20 g

Die wichtigsten Ernährungstipps auf einen Blick

Wenn Sie folgende Basisregeln beachten, wird Kalorienzählen überflüssig.

- Essen Sie ausgewogen, mit viel pflanzlichem Eiweiß und Nährstoffen.
- Essen Sie basenreich, um eine Übersäuerung zu vermeiden.
- Essen Sie fünfmal täglich eine Portion (= 1 Hand voll) Obst und Gemüse.
- Trinken Sie ausreichend (reines Wasser, Kräutertees, grünen Tee).
- Schränken Sie Weißmehlprodukte und Zucker ein.
- Nehmen Sie mehr komplexe Kohlenhydrate (Vollkornprodukte, Naturreis, Kartoffeln) und weniger schnell verdaubare Kohlenhydrate (Weißbrot und Brötchen aus weißem Mehl, Zucker und Süßwaren) zu sich.
- Verwenden Sie Meersalz statt einfachem Kochsalz. Meersalz enthält noch alle Mineralien und Spurenelemente, die unser Körper benötigt. Aber: Verwenden Sie es sparsam, denn Salz hält das Wasser im Gewebe.
- Tun Sie etwas für Ihre Leber: Bitterstoffe in Artischocken und Oliven stärken die Leber.
- Machen Sie sich anhand von Tabellen mit dem ungefähren Fett- und Kaloriengehalt der wichtigsten Lebensmittel vertraut, um die »Fallen« zu gefahrlos zu umschiffen (siehe Beispiele im Kasten oben).

Intensiv-Abnehmwochenende

Ein Intensiv-Wochenende ist der ideale Start für die Schüßler-Abnehmkur, um den Organismus auf die Mineralsalze einzustimmen. Ein solches Wochenende können Sie ruhig regelmäßig einplanen und öfter mal wiederholen. Ebenso ist es möglich, dass Sie nur einen Tag, das Samstags- oder Sonntagsprogramm, zwischendurch einschieben. Ihrem Stoffwechsel wird es auf jeden Fall gut tun.

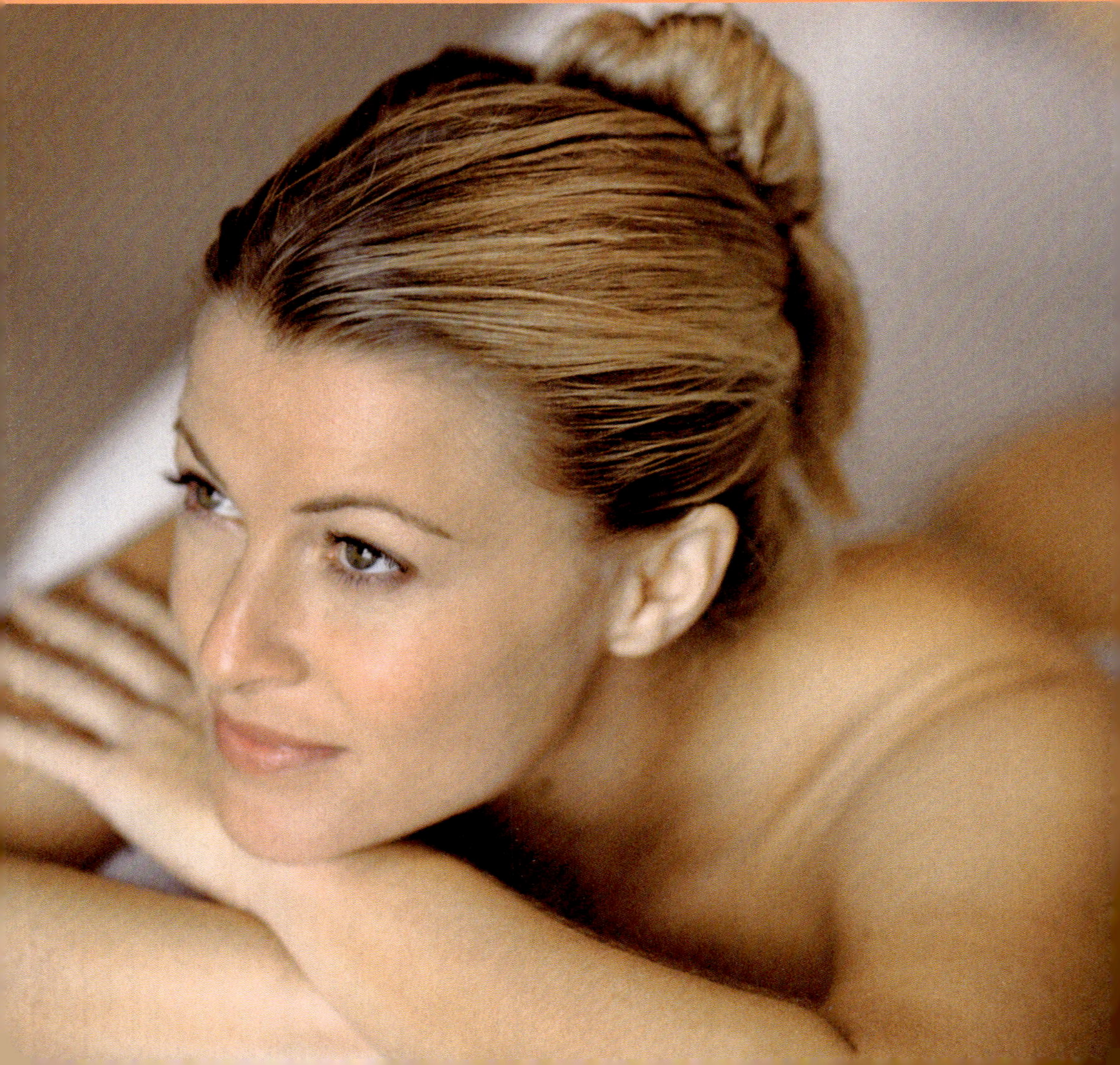

Die Entgiftung unterstützen

Der perfekte Start: ein Wochenende für Ihre Gesundheit. Beginnen Sie am Freitagnachmittag und stimmen Sie sich langsam auf zwei ruhige und erholsame Tage ein. An diesem Wochenende versorgen Sie Ihren Stoffwechsel optimal mit den erforderlichen Mineralsalzen sowie mit einfachen, frischen Mahlzeiten. Bäder zur Entsäuerung und ein angenehmes Bewegungsprogramm machen Ihr Wochenende komplett.

Das gehört dazu:

- Mineralsalz-Abnehmpaket
- Frische, basenreiche Ernährung, reichlich trinken
- Bewegung
- Entsäuerungsbäder
- Darmreinigung, Leberwickel und Stoffwechseltee

Bewegung gehört immer dazu

Die einfachsten Maßnahmen sind oft die besten: Regelmäßige körperliche Bewegung ist gut für Körper, Geist und Seele. Nicht nur, dass Training Fett verbrennt, Muskeln aufbaut und die Knochen stark macht; Bewegung baut auch Stress ab, hat einen ausgleichenden Effekt auf das Hormonsystem und sorgt für allgemeines Wohlbefinden. Im Idealfall regt Bewegung sogar die Ausschüttung von Endorphinen (»Glückshormonen«) an. Diese Substanzen machen zufriedener und harmonisieren die Psyche. Suchen Sie sich eine unkomplizierte Bewegungsform, die Ihnen Spaß macht und die einfach zu praktizieren ist (Laufen, Walken, Fahrradfahren, Gymnastik). Ideal ist dreimal pro Woche eine halbe Stunde an der frischen Luft, beispielsweise:

- Fahrradfahren
- Walken/Nordic Walking/Joggen
- Schwimmen

Nutzen Sie außerdem im Alltag jede Möglichkeit zur Bewegung, z. B. Treppensteigen statt Fahrstuhl. Lassen Sie Ihr Auto stehen und gehen Sie auch mal zu Fuß oder fahren Sie mit dem Fahrrad zur Arbeit.

Entsäuerungsbäder mit Schüßler-Salzen

Die Haut wird in der Medizin auch als »dritte Niere« bezeichnet, da sie in relevantem Maße zur Entgiftung des Organismus beiträgt. Um die Entschlackung und Entsäuerung über die Haut zu unterstützen, ist ein- bis zweimal wöchentlich ein Bad mit Schüßler-Salzen empfehlenswert. Auch Ihrer Seele wird das Entspannungsbad gut tun.

Welche Mineralsalze sind für das Entsäuerungsbad geeignet? Gut geeignet sind die drei »Entgiftungssalze« Nr. 6 Kalium sulfuricum, Nr. 9 Natrium phosphoricum sowie Nr. 10 Natrium sulfuricum. Insbesondere Kalium sulfuricum verfügt über eine starke Beziehung zur Haut.

Anwendung Entsäuerungsbad:

- Lösen Sie 10 bis 15 Tabletten im einlaufenden warmen Wasser auf. Jetzt entspannen Sie sich in der Badewanne und atmen Sie den feinen Wasserdampf tief ein und aus. Der Dampf ist angereichert mit feinsten Salzionen, die Ihre Lungen reinigen. In der gelösten Form nehmen Lungen und Haut die Salze besonders gut auf.
- Während des Badens können Sie die Haut sanft abreiben – so lassen sich die anfallenden Schlacken noch besser entfernen.
- Das Wasser kann so warm sein, wie Sie persönlich es gut vertragen. Badedauer: 15 bis 20 Minuten. Nehmen Sie sich nach dem Bad noch ein wenig Zeit zum Nachruhen.

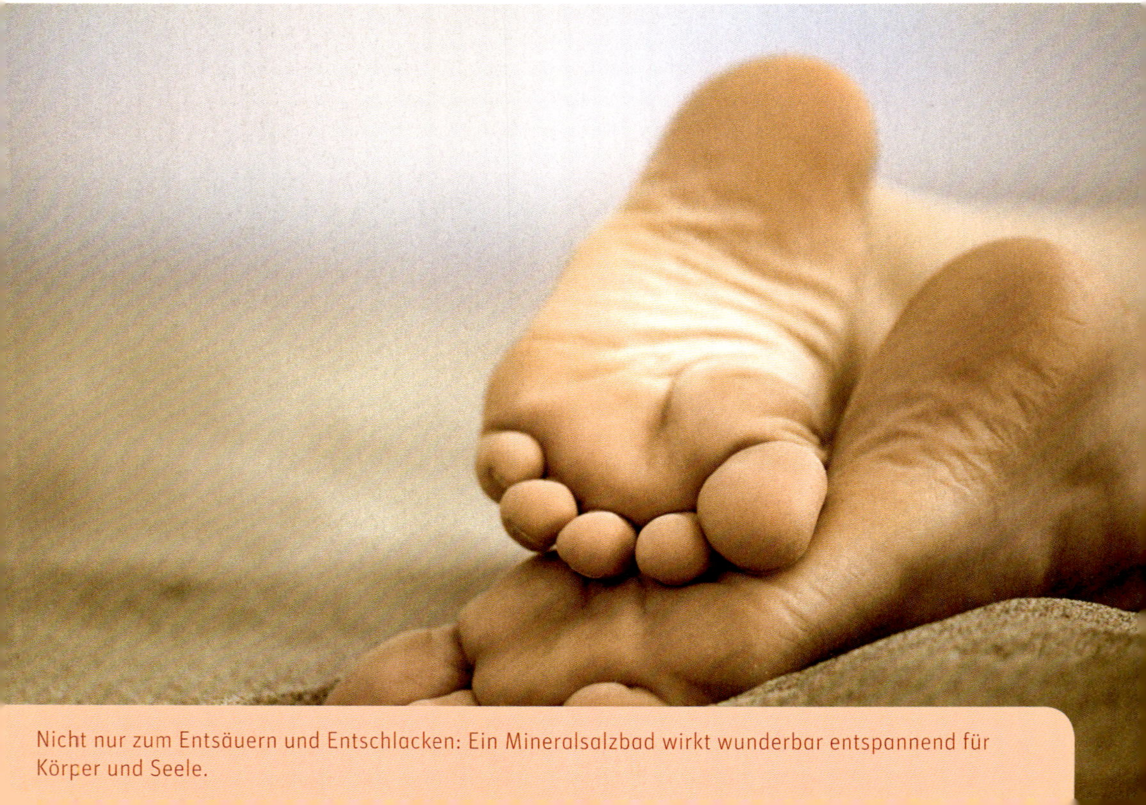

Nicht nur zum Entsäuern und Entschlacken: Ein Mineralsalzbad wirkt wunderbar entspannend für Körper und Seele.

- Hinweis: Leiden Sie unter Herz-Kreislauf-Erkrankungen oder haben Sie ein sensibles Herz-Kreislauf-System, sollten Sie vorher mit Ihrem Arzt oder Heilpraktiker sprechen.

Auch schwitzen in der Sauna kurbelt die Ausscheidung von Schlackenstoffen an. Liegen keine Herz-Kreislauf-Erkrankungen vor, ist ein wöchentlicher Saunabesuch zu empfehlen. Ideal ist die Einnahme von Schüßler-Salzen eine Stunde vor und eine Stunde nach der Sauna.

Leberentgiftungswickel richtig anwenden

Haben Sie den Eindruck, dass Ihre Leber Schwerstarbeit leisten muss? Dann machen Sie jeden 2. oder 3. Tag, bzw. während des Intensivwochenendes täglich einen feuchtheißen Leberwickel, der die Stoffwechselfunktion und die Entgiftung zusätzlich unterstützt.

Anwendung Entgiftungswickel:

- Lösen Sie 10 bis 15 Tabletten des Mineralsalzes Nr. 6 Kalium sulfuricum in einem 1/4 Liter heißen Wasser auf.
- Tauchen Sie in diese Ionenlösung ein Tuch oder einen Waschlappen. Gut andrücken und es so warm wie möglich auf die Leber (im Rippenbogen rechter Oberbauch) legen.
- Darüber kommt ein Handtuch und anschließend eine Wärmflasche. Der Entgiftungswickel kann so lange liegen bleiben, bis er abgekühlt ist. Ideale Uhrzeit: am Wochenende nach dem Mittagessen oder abends im Bett.

Stoffwechseltee

Das Mineralsalz-Abnehmpaket harmoniert sehr gut mit Heilpflanzen, die den Stoffwechsel und die Ausscheidungsorgane anregen sowie die Entgiftung fördern.

Zutaten (Apotheke):
30 g Löwenzahn, 20 g Brennnesselblätter, 20 g Birkenblätter, 20 g Ackerschachtelhalm und 10 g Holunderblüten mischen.

Zubereitung:
Ein Teelöffel Kräutermischung mit einer Tasse kochendem Wasser übergießen, zehn Minuten ziehen lassen und abseihen. Drei bis vier Tassen über den Tag verteilt trinken.

Dieser Tee beeinflusst den Säuren-Basen-Haushalt positiv. Löwenzahn und Brennnessel wirken stoffwechselanregend und blutreinigend, Holunderblüten besitzen basische Eigenschaften. Birkenblätter fördern die Ausscheidung, während Ackerschachtelhalm das Bindegewebe kräftigt.

Die schnelle Wochenend-Kur

Idealerweise starten Sie Ihr Abnehmwochende mit Schüßler-Salzen am Freitagnachmittag und genießen es bis zum Sonntagabend. Gehen Sie an diesem Wochenende am besten keine anderen Verpflichtungen ein, damit Sie ganz entspannt und frei sein können.

Lassen Sie die Tage ruhig ausklingen: mit Lesen, Musik hören und Entspannung. Sie können auch vor dem Schlafengehen noch einen kleinen Spaziergang machen.

Freitag

Wann	Was	Wie
16:00	Einkauf auf dem Wochenmarkt, Schüßler-Salze in der Apotheke besorgen	Frisches Gemüse für Abendsuppe auswählen (siehe Einkaufsliste Seite 81).
18:00	Mineralsalz-Abnehmpaket (siehe Seite 62)	Salze Nr. 4, 6, 8, 9, 10 und 11 in abgekochtem heißem Wasser auflösen und langsam trinken (plus 1–2 individuell ausgesuchte Salze nach Bedarf).
18:30	Gemüsesuppe kochen	Gemüse reinigen und klein schneiden.
19:00	Abendessen	1–2 Teller Gemüsesuppe langsam essen.
20:00	Stoffwechseltee (siehe Seite 77) Bittersalztrunk vorbereiten	Ein kleines Kännchen mit Kräutertee zubereiten. 1 TL Bittersalz in einem Glas mit 50 ml Wasser ansetzen und abgedeckt bis zum nächsten Morgen stehen lassen (nimmt den bitteren Geschmack).
20:30	Entspannung	Stimmen Sie sich beim Teetrinken mental auf das Wochenende ein.
21:30	Frische Luft tanken	Bei einem kleinen Spaziergang oder am weit geöffneten Fenster die Abendluft tief ein- und ausatmen.
22:00	Früh schlafen gehen	Gönnen Sie sich genügend Ruhephasen und Erholung. Im Schlaf entgiftet und entspannt der Körper.

Samstag

Wann	Was	Wie
8:00	Darmreinigung	Bittersalztrunk mit warmem Wasser auffüllen (bis 1/4 Liter) und mit einem Spritzer frischer Zitrone zügig trinken.
8:15	Entspannung, Atmung	Jetzt können Sie sich noch einmal ins Bett legen, dabei das Fenster öffnen, tief durchatmen, später warm duschen, mit Abschluss kalt.
8:45	Mineralsalz-Abnehmpaket	Salze in abgekochtem heißem Wasser auflösen und langsam trinken.
9:15	Frühstück	200 g klein geschnittenes Obst der Saison mit 1 Becher probiotischem Naturjoghurt
10:30	Kleiner Spaziergang zum Markt, einkaufen	Einkaufsliste mitnehmen, frisches Obst und Gemüse auswählen; wieder zu Hause angekommen, reines, kohlensäurefreies Wasser trinken.
11:30	Mineralsalz-Abnehmpaket	Salze in abgekochtem heißem Wasser auflösen und langsam trinken.
12:00	Mittagessen	Rezept Griechischer Bauernsalat, (siehe Seite 85).
13:00	Leberwickel mit Schüßler- Salz	Leberwickel mit Mineralsalz Nr. 6 (siehe Seite 77) auflegen, 1 Stunde ruhen.
14:30	Mineralsalz-Abnehmpaket	Salze in abgekochtem heißem Wasser auflösen und langsam trinken.
15:00	Bewegung und Entgiftung, reichlich Flüssigkeit trinken	Ideal ist z. B. Schwimmen plus Sauna. Reichlich Wasser trinken, etwas frisches Obst essen. Vorher und nachher das Abnehmpaket einnehmen.
17:30	Mineralsalz-Abnehmpaket	Salze in abgekochtem heißem Wasser auflösen und langsam trinken.
18:30	Abendessen	Vollkornbrot mit vegetarischem Aufstrich oder Pellkartoffeln mit Kräuterquark (siehe Seite 86).
19:30	Stoffwechseltee, Bittersalztrunk vorbereiten	Ein kleines Kännchen mit Kräutertee zubereiten. 1 TL Bittersalz in einem Glas mit ca. 50 ml Wasser ansetzen und abgedeckt bis zum nächsten Morgen stehen lassen.

Sonntag

Wann	Was	Wie
8:00	Darmreinigung	Bittersalztrunk mit warmem Wasser auffüllen (bis 1/4 Liter) und mit einem Spritzer frischer Zitrone zügig trinken.
8:15	Entspannung, Atmung	Jetzt können Sie sich noch einmal ins Bett legen, dabei das Fenster öffnen, tief durchatmen, warm duschen, mit Abschluss kalt.
8:45	Mineralsalz-Abnehmpaket	Salze in abgekochtem heißem Wasser auflösen und langsam trinken.
9:15	Frühstück	200 g Obst mit 1 Becher probiotischem Naturjoghurt **oder** Brot mit vegetarischem Aufstrich
10:00	Stoffwechseltee	Bereiten Sie sich eine Tasse frischen Tee.
10:30	Bewegung an der frischen Luft	Schwingen Sie sich auf Ihr Fahrrad und genießen Sie die frische Luft.
11:30	Mineralsalz-Abnehmpaket	Salze in abgekochtem heißem Wasser auflösen und langsam trinken.
12:00	Mittagessen	Rezept Spaghetti mit Rucola (siehe Seite 85).
13:00	Leberwickel mit Schüßler-Salz	Leberwickel mit Salz Nr. 6 (siehe Seite 77).
15:00	Bewegung	1 Stunde spazieren gehen oder walken.
15:00	Entsäuerungsbad (siehe Seite 76)	Bad mit Salz Nr. 9 Natrium phosphoricum, danach ausruhen.
16:00	Kleine Mahlzeit	Nach Wunsch 1/4 Liter Gemüsebrühe oder frisches Obst
18:00	Mineralsalz-Abnehmpaket	Salze in abgekochtem heißem Wasser auflösen und langsam trinken.
18:30	Basensuppe (siehe Seite 88) kochen	Gemüse klein schneiden, Suppe mit Kräutern würzen.
19:00	Abendessen	Basensuppe langsam essen.

Einkaufsliste für das Wochenende

Gut geplant können Sie Ihre kurze Schüßler-Salz-Kur ganz entspannt genießen! Das Mineralsalzpaket sowie folgende Nahrungsmittel (abgestimmt auf die Rezepte im Plan S. 78–80) sollten Sie für das Intensivwochenende zu Hause haben:

- Schüßler-Salze aus der Apotheke
  Zum Mineralsalzpaket gehören Salz Nr. 4 Kalium chloratum, Nr. 6 Kalium sulfuricum, Nr. 8 Natrium chloratum, Nr. 9 Natrium phosphoricum, Nr. 10 Natrium sulfuricum und Nr. 11 Silicea.

  Hinweis: Die Schüßler-Salze werden in verschiedenen Packungsgrößen und von verschiedenen Herstellern angeboten. Eine Packung mit 100 Tabletten eines Salzes kostet ca. 3,50 Euro. Die Gesamtinvestition für das Basispaket liegt also etwa bei 20 Euro.
- Stoffwechseltee
  30 g Löwenzahn, 20 g Brennnesselblätter, 20 g Birkenblätter, 20 g Ackerschachtelhalm und 10 g Holunderblüten oder fertige Teemischung aus dem Reformhaus oder der Apotheke
- Bittersalz (Magnesiumsulfat) aus der Apotheke

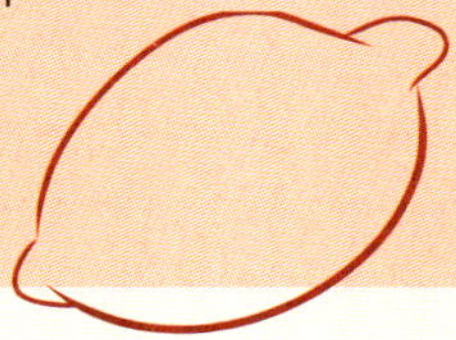

- Frisches Gemüse der Saison: 1 Bund Rucola, Knoblauch, Zwiebeln, Blattsalat, Salatgurke, Fleischtomate, Paprika, Kohlrabi, Kartoffeln, Zuckerschoten, Zitrone
- Kräuter nach Belieben: Schnittlauch, Dill, Petersilie, Kresse, Thymian
- Frische Früchte der Saison
- Probiotischer Naturjoghurt, Magerquark, saure Sahne, Tofu, Feta
- Olivenöl, Sonnenblumenöl (kaltgepresst)

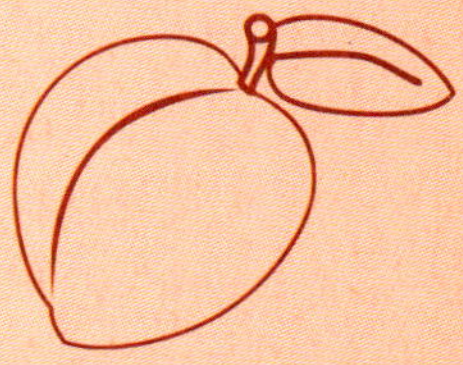

- Vollkornspaghetti
- Vollkornbrot
- Naturreis
- Weizenkeime (nach Belieben)
- Meersalz, Pfeffer, Oregano, Paprika, Muskat, Zimt, Gemüsebrühe, Gewürzgurken, Sojasauce (nach Belieben)

Rezepte

Klassische Basensuppe, warmer Gemüse-Reis-Salat und frisches Obst mit Joghurt – was haben diese Rezepte gemeinsam? Sie sind leicht, entlasten den Stoffwechsel und liegen im Basenplus. Das hilft, den Säure-Basen-Haushalt auszugleichen und sich rundherum wohl zu fühlen. Kalorienzählen ist bei diesen leckeren Gerichten überflüssig. Alle Rezepte sind für eine Person berechnet.

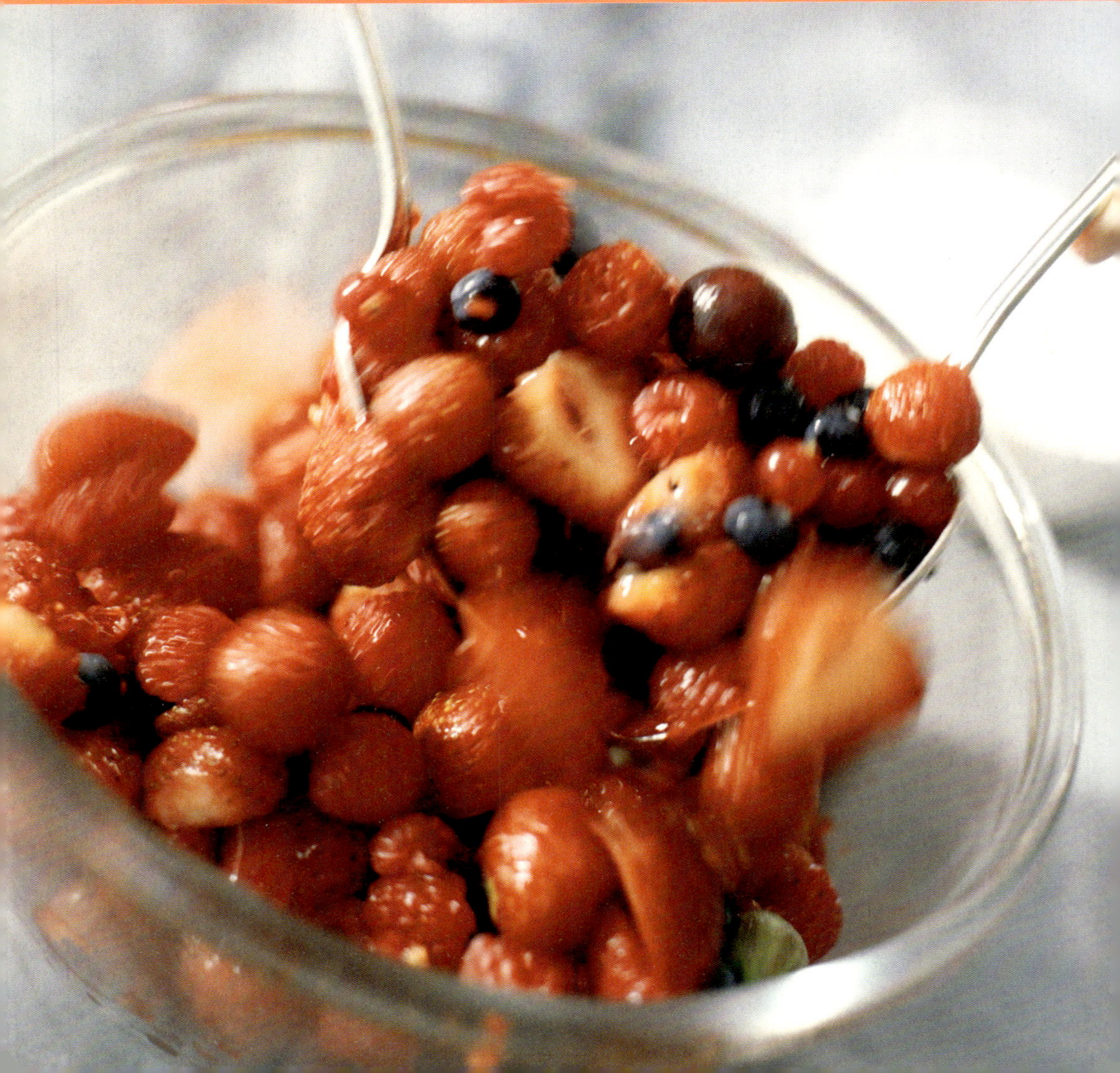

Frühstück und kleine Zwischenmahlzeiten

Frisches Obst mit Joghurt

Zutaten:

Frisches Obst der Saison • 1 Becher probiotischer Joghurt • 1 EL Weizenkeime

Zubereitung:

1. Das frische Obst unter fließendem Wasser reinigen, evtl. noch schälen und klein schneiden.
2. Den probiotischen Joghurt in eine Frühstücksschale füllen und das zerkleinerte Obst vorsichtig unterheben.
3. Weizenkeime darüberstreuen.

Tipp:
Verwenden Sie ausschließlich saisonale Früchte, keine importierten Früchte aus Übersee. Probieren Sie verschiedene Früchte wie Aprikosen, Äpfel, Beeren oder Birnen.

Buchweizen mit Früchten

Zutaten:

2 EL Buchweizen • Wasser • 150–200 g Früchte der Saison • 3 EL Dickmilch

Zubereitung:

1. Buchweizen am Vorabend in 125 ml Wasser einweichen.
2. Am nächsten Morgen mit dem Einweichwasser kurz aufkochen. Etwas abkühlen lassen.
3. Früchte klein schneiden, mit der Dickmilch und dem Buchweizen mischen.

Vollkornbrot mit süßem Aufstrich

Zutaten:

1 Scheibe Vollkornbrot • 2 EL Magerquark • 1/2 Apfel • je 1 Prise Zimt und Zucker

Zubereitung:

1. Vollkornbrot mit Magerquark bestreichen.
2. Apfel reiben und Apfelraspel auf das Quarkbrot geben.
3. Mit Zimt und Zucker bestreuen.

Tipp:
Sie können anstelle von Quark auch Hüttenkäse verwenden oder Apfel und Zimt und Zucker durch wenig Marmelade oder Honig ersetzen.

Basenbrühe aus Wurzelgemüse

Zutaten:

500 g Wurzelgemüse der Saison (Kartoffeln, Möhren, Petersilienwurzel, Sellerie, Kohlrabi) • frische Kräuter nach Belieben • Muskatnuss • etwas Pflanzenöl

Zubereitung:

1. Das Wurzelgemüse mit einer Bürste unter fließendem Wasser reinigen, evtl. schälen und sehr klein schneiden.
2. Gemüse sowie Kräuter in einen Topf mit 2 l kaltem Wasser geben, erhitzen und etwa 20 Minuten mehr ziehen als kochen lassen.
3. Anschließend die Brühe durch ein Sieb gießen, mit frisch geriebener Muskatnuss würzen und einige Tropfen Öl hinzugeben.

Hinweis:
Bei diesem Gericht wird nur die Brühe verwendet. Sie dient als Basis für andere Suppen oder als kleine Mahlzeit für zwischendurch. Der Rest wird für den nächsten Tag aufbewahrt.

Mittagessen

Spaghetti mit Rucola

Zutaten:
100 g Vollkornspaghetti • Meersalz • 1 Bund Rucola • 1 Knoblauchzehe • 2 TL Sonnenblumenöl • Pfeffer

Zubereitung:
1. Die Spaghetti in leicht gesalzenem Wasser in etwa 8 bis 9 Minuten al dente kochen.
2. Rucola waschen und grob hacken. Knoblauch klein schneiden.
3. Beides in dem erhitzten Sonnenblumenöl kurz schwenken, mit Salz und Pfeffer abschmecken und über die Spaghetti geben.

Griechischer Bauernsalat mit Feta

Zutaten:
75 g Blattsalat • 1/4 Salatgurke • 1 Fleischtomate • 1/2 grüne Paprikaschote • 50 g Feta • 1 Zwiebel • 2 TL Olivenöl • Essig • 1 EL Zitronensaft • fein gehackte Petersilie • fein gehackter Oregano • 1 Prise Meersalz • Pfeffer

Zubereitung:
1. Salat in mundgerechte Blätter zupfen, Salatgurke, Tomate, Paprika und Feta würfeln, Zwiebel in feine Ringe schneiden und in eine Schüssel geben.
2. Aus Öl, Essig, Zitronensaft, Kräutern und Gewürzen ein Dressing rühren und mit Blattsalat, Gurken, Tomaten- und Paprikawürfeln vermischen.
3. Die Fetawürfel darüber verteilen.

Tipp:
Der mediterrane Salat bietet nicht nur etwas für das Auge, sondern ist durch die mehrfach ungesättigten Fettsäuren auch gesund für Herz und Kreislauf. Kaltgepresstes, natives Olivenöl ist besonders hochwertig.

Pellkartoffeln mit Kräuterquark

Zutaten:
3 mittelgroße Biokartoffeln • Meersalz • 125 g Magerquark • 1 TL Sonnenblumenöl • 1 TL Zitronensaft • 1 Gewürzgurke • 1 Zwiebel • Schnittlauch • Dill • Petersilie • Kresse • Pfeffer • Paprikapulver

Zubereitung:
1. Kartoffeln bürsten und in Salzwasser weich kochen.
2. Quark mit Öl, Zitronensaft und 1 EL Wasser glatt rühren.
3. Gewürzgurke, Zwiebel und Kräuter fein hacken und alles unter den Quark mischen.
4. Mit den Gewürzen abschmecken.

Orangen-Möhren-Suppe

Zutaten:
2 Möhren • 1 kleine Zwiebel • 1 EL Öl • 300 ml Gemüsebrühe • 2 unbehandelte Orangen (Saft und Schale) • Thymian • 1 Prise Salz • weißer Pfeffer • 1 TL saure Sahne • Muskatnuss

Zubereitung:
1. Möhren in Scheiben schneiden. Zwiebel abziehen, grob hacken und mit den Möhren im Öl glasig dünsten.
2. Brühe und Orangensaft dazugeben, aufkochen, mit Thymian und Gewürzen abschmecken und 10–15 Minuten bei schwacher Hitze garen.
3. Im Mixer pürieren. Mit saurer Sahne, Muskatnuss und abgeriebener Orangenschale dekorieren.

Variationen:
Im Herbst schmeckt diese Suppe lecker mit Kürbis, dabei entweder die Karotten ersetzen oder das Gemüse mischen. Beide sind schlanke Sattmacher.

Basensuppe mit Blumenkohl

Zutaten:

1/2 kleiner Blumenkohl • 3 mittelgroße Biokartoffeln • 1/2 l Gemüsebrühe • 1 EL saure Sahne • Meersalz • Muskatnuss • 1 Spritzer Zitronensaft • frische Kräuter, z. B. Thymian, Kerbel

Zubereitung:

1. Blumenkohl in Röschen zerteilen, Kartoffeln schälen und würfeln. Alles in einen Topf geben, mit Gemüsebrühe auffüllen und garen.
2. Gemüse mit dem Mixstab pürieren.
3. Saure Sahne unterziehen und mit Salz, Muskatnuss und Zitronensaft abschmecken. Kräuter darüberstreuen.

Ratatouille

Zutaten:

1 Zucchini • je 1/2 gelbe und rote Paprikaschote • 1 Zwiebel • 2 TL Olivenöl • 1 Knoblauchzehe • 1 kleine Aubergine • 100 g Tomaten (aus der Dose) • Oregano • Petersilie • Meersalz • Pfeffer • Brot

Zubereitung:

1. Zucchini und Paprika in Würfel schneiden, Zwiebel abziehen, fein hacken.
2. Öl erhitzen, Zwiebelwürfel anschwitzen, Zucchini, Paprika und Knoblauch dazugeben und 3 Minuten dünsten.
3. Aubergine in Stücke schneiden, mit Tomaten, Kräutern und Gewürzen in den Topf geben. Aufkochen und im geschlossenen Topf in 15 Minuten garkochen.
4. Zum Ratatouille ein kleines Stückchen Brot essen.

Tipp:
Tomaten aus der Dose sind auch erlaubt – weil sie erntefrisch verarbeitet werden. Sie haben häufig einen höheren Gehalt an dem Anti-Aging-Stoff Lycopin als frische Tomaten.

Abendessen

Basensuppe

Zutaten:

Etwa 400 g frisches Gemüse der Saison (gemischt nach den Ampelfarben, z. B. Möhren, Zucchini, rote Paprika) • 1 Zwiebel • 1 EL Olivenöl • 1/2 l Gemüsebrühe • Kräuter • 1 Prise Meersalz • Pfeffer • Paprika

Zubereitung:

1. Gemüse waschen, putzen und in kleine Würfel schneiden. Zwiebel abziehen und fein würfeln.
2. Öl in einem Topf erhitzen und die Zwiebel andünsten. Das Gemüse dazugeben und mit der Brühe aufgießen.
3. Zugedeckt köcheln lassen, bis das Gemüse gar ist. Mit Kräutern, Meersalz, Pfeffer und Paprika abschmecken.

Tipp:
Verfeinern lässt sich die Basensuppe mit frischer Petersilie. Ein Küchenkraut mit großem Basenpotenzial, das zudem fast keine Kalorien hat. Auch Schnittlauch passt gut dazu.

Lauwarmer Gemüse-Reis-Salat

Zutaten:

1 Schalotte • 50 g Naturreis • 2 TL Sonnenblumenöl • 1/4 l Gemüsebrühe (Basenbrühe oder Instant) • 50 g Zuckerschoten • 1 Kohlrabi • 1 rote Paprika • Salz • weißer Pfeffer • Zitronensaft • Sonnenblumenöl

Zubereitung:

1. Schalotte klein schneiden und mit dem Reis im heißen Öl andünsten, bis der Reis glasig wird. Mit der Gemüsebrühe aufgießen und nach Packungsanweisung fertig garen. Danach in eine Salatschüssel geben.
2. Zuckerschoten waschen, putzen und schräg klein schneiden. In wenig Salzwasser etwa 2 Minuten garen. Kohlrabi putzen, schälen, in feine Streifen schneiden und in etwas Wasser 2–3 Minuten garen. Paprika waschen und würfeln. Das Gemüse zum gegarten Reis geben und vermischen.
3. Mit Salz, Pfeffer, etwas Zitronensaft und Öl abschmecken. Den Salat kurz ziehen lassen und lauwarm servieren.

Kressebrot

Zutaten:

1 Scheibe Vollkornbrot • wenig Butter • 1 EL Kresse • Meersalz • Pfeffer

Zubereitung:

1. Das Vollkornbrot dünn mit Butter bestreichen. Mit Kresse bestreuen.
2. Mit einer Prise Meersalz und Pfeffer abschmecken.

Tipp:
Statt Kresse können Sie auch Tomatenscheiben oder Schnittlauch verwenden. Als Aufstrich eignet sich auch Senf oder Tomatenmark.

Tofu-Brotaufstrich

Zutaten:

100 g Biotofu • 2 EL Joghurt • 1 EL Essig • Meersalz • Pfeffer • Paprikapulver • Sojasauce • 1 kleine Zwiebel • 1 kleine Knoblauchzehe • 1/4 rote Paprikaschote • 1 kleine Gewürzgurke • 1/4 Apfel • Petersilie

Zubereitung:

1. Tofu mit einer Gabel zerdrücken, mit Joghurt, Essig und Gewürzen verrühren. Mit einem Spritzer Sojasauce abschmecken.
2. Zwiebel und Knoblauch abziehen und fein hacken. Paprika, Gurke und Apfel in kleine Würfelchen schneiden und alles unter den Tofu heben.
3. Mit Petersilie bestreuen.

Tipp:
Die Menge reicht für etwa vier bis fünf Scheiben Vollkornbrot. Reste können Sie im Kühlschrank bis zum nächsten Tag aufbewahren.

Schüßler-Special: häufig gestellte Fragen

Wie wirken die Schüßler-Salze auf den Stoffwechsel?

Befindet sich der Körper im Ungleichgewicht, helfen die Schüßler-Salze, fehlende Mineralien dorthin zu transportieren, wo sie benötigt werden. Ob Entsäuerung, Entgiftung, Anregung des Fettstoffwechsels oder Entleerung der überfüllten Bindegewebsspeicher – für alle diese biochemischen Abläufe gibt es ein Salz, das den Körper bei der Regulierung unterstützt. Die Schüßler-Salze sind wie ein Zündfunke für den Stoffwechsel. Sie regen die Ausscheidungsorgane an, fördern die Entgiftungsarbeit und lösen Blockaden auf, die eine natürliche Regulation des Gewichts verhindern. Der Stoffwechsel wird insgesamt leistungsfähiger.

Wie helfen die Schüßler-Salze beim Abnehmen?

Das Mineralsalz-Abnehmpaket ist speziell auf den Organismus abgestimmt, der zu viel Gewicht angelagert hat. Die sechs Mineralsalze ergänzen sich in idealer Weise und verstärken sich gegenseitig in ihrer Wirkung. Sie stellen die richtige Weiche für einen reibungslos funktionierenden Stoffwechsel, lösen spezifische Abnehmblockaden auf und sind der Schlüssel für eine dauerhafte Gewichtsreduktion.

Wann soll man die Mineralsalze am besten einnehmen?

Am besten eine halbe Stunde vor den Mahlzeiten oder eine Stunde nach dem Essen. Günstig ist es, die Salze möglichst lange im Mund zu belassen, damit sie über die Mundschleimhaut ins Blut gelangen und von dort zu den Zellen gespült werden.

In welcher Form nimmt man die Schüßler-Salze ein?

Die Schüßler-Salze werden in potenzierter Form vom Körper aufgenommen und können auf diesem Wege ihre heilende Information transportieren. Als Tabletten werden sie über die Mundschleimhaut, als Salbe über die Haut aufgenommen, um von da aus an ihren Bestimmungsort zu gelangen. Die Schüßler-Salze gibt es rezeptfrei in der Apotheke.

Wie lange sollte man das Schüßler-Abnehmpaket einnehmen?

Eine Einnahmedauer von einigen Wochen ist empfehlenswert. In hartnäckigen Fällen kann sogar eine Behandlung über Monate sinnvoll sein, um den gestörten Stoffwechsel wieder ins Gleichgewicht zu bringen. Akute Störungen sind relativ leicht auszugleichen, chronische Beschwerden benötigen mehr Zeit.

Wie werden die Schüßler-Salze bei akuten Beschwerden dosiert?

Bei akuten Beschwerden alle fünf Minuten eine Tablette im Munde zergehen lassen, bis eine Besserung eintritt. Noch wirksamer: Zehn Tabletten in heißem Wasser auflösen und in kleinen Schlucken trinken.

Kann man die Schüßler-Salze überdosieren?

Das ist kaum möglich. Denn der Wirkstoff ist aufgrund der Herstellung (der so genannten Potenzierung) sehr gering. Werden die Mittel allerdings in großen Mengen genommen, wirken sie aufgrund der Laktose abführend.

Gibt es Nebenwirkungen?

Nebenwirkungen sind nahezu nicht möglich, denn bei den Schüßler-Salzen handelt es sich um Stoffe, die der Körper sehr gut verträgt. Schließlich sind es Mineralsalze, die natürlicherweise überall im menschlichen Organismus vorkommen und die wir auch jeden Tag mit der Nahrung aufnehmen.

Sind Unverträglichkeiten möglich?

Unverträglichkeiten sind nicht zu befürchten, da es sich bei den Schüßler-Salzen um körpereigene Verbindungen handelt. Eine Unverträglichkeit kann allerdings in Zusammenhang mit der Trägersubstanz der Tabletten auftreten, dem Milchzucker (siehe unten).

Die Schüßler-Mineralsalze werden auf einer Milchzucker-Grundlage hergestellt. Was ist, wenn eine Laktose-Unverträglichkeit vorliegt?

Bei Menschen mit einer Laktose-Unverträglichkeit (Laktose-Intoleranz) reagiert der Körper auf größere Mengen der Tabletten mit Magen-Darm-Beschwerden wie Blähungen oder Durchfall. Wenn Sie aus bestimmten Gründen keine Tabletten einnehmen können oder wollen, besteht die Möglichkeit, auf andere homöopathische Darreichungsformen in der gleichen Potenz auszuweichen. Andere Formen sind Tropfen (Verschüttelungen mit Wasser oder Alkohol) oder Globuli (Streukügelchen auf Rohrzuckerbasis). Fünf Globuli bzw. fünf Tropfen entsprechen einer Tablette.

Darf man neben den Schüßler-Salzen auch andere Medikamente bzw. homöopathische Mittel einnehmen?

Eine Beeinflussung durch oder Wechselwirkung mit anderen Medikamenten ist nicht bekannt.

Was ist, wenn sich die Beschwerden vorübergehend verschlimmern?

Bei der Einnahme von biochemischen Salzen und homöopathischen Mitteln kann es zunächst zu einer Verschlimmerung der Beschwerden kommen. Diese so genannte Erstverschlimmerung ist jedoch im Grunde ein positives Zeichen, zeigt es doch, dass der Körper reagiert und in Bewegung gerät – in Richtung Heilung. Wenn die Beschwerden stark sind, kann es ratsam sein, eine Pause einzulegen bzw. erst nach Abklingen der Beschwerden die Einnahme der Schüßler-Salze fortzusetzen. Eine Erstverschlimmerung kann sich beispielsweise auch darin äußern, dass Beschwerden aus vergangenen Tagen erneut an die Oberfläche treten, z. B. Hautprobleme. Lassen Sie sich davon nicht verunsichern – Sie sind auf dem richtigen Weg!

Was müssen Diabetiker bei der Einnahme der Schüßler-Salze beachten?

Diabetiker sollten wissen, dass 48 Tabletten einer Broteinheit (kurz BE) entsprechen. Da diese Mengen in der Praxis aber höchst selten genommen werden, berücksichtigt man die Schüßler-Tabletten bei der täglichen Berechnung der Broteinheiten nur in Ausnahmefällen.

Warum machen herkömmliche Diäten eher dick als schlank?

Wird durch eine Diät die Kalorienzufuhr stark gedrosselt, schaltet der Körper den Stoffwechsel auf »Sparflamme«: Um für »Notzeiten« vorzusorgen, wird das Essen besonders effektiv verwertet. Kehrt man zu den alten Ernährungsgewohnheiten zurück, steigt das Gewicht umso schneller.

Zum Nachschlagen

Hier finden Sie Bücher und Adressen für weitere Informationen zum Thema Schüßler-Salze.

Bücher

Broy, Joachim
Die Biochemie nach Dr. Schüßler
Klaus Foitzick Verlag, München 1995, 2. Auflage

Broy, Joachim
Ergänzungsmittel zur Mineralstofftherapie nach Dr. Schüßler
Klaus Foitzick Verlag, München 2000

Kellenberger, Richard/Friedrich Kopsche
Mineralstoffe nach Dr. Schüßler
Weltbild, Augsburg 2003

Lohmann, Maria/Hirt, Hans-Dieter
Schüßler-Salze für alle Fälle
Knaur, München 2005

Lohmann, Maria
Therapiehandbuch Naturheilkunde
Urban & Fischer Verlag, München 2006, 3. Auflage

von Koerber, Karl et al.
Vollwert-Ernährung
Haug Verlag, Heidelberg 2006, 10. Auflage

Adressen

Biochemischer Bund Deutschlands e.V.
In der Kuhtrift 18
41541 Dormagen
Tel. 02133-72003
Fax 02133-739138
www.biochemie-online.de
E-Mail: biochemie@bbdnet.de.

Heilpraktikerin Maria Lohmann
Eininger Straße 48 b
80993 München
www.Maria-Lohmann.de

Naturheilpraxis im Zentrum
Heilpraktikerin Susanne Gexer
Pontstraße 2 (am Markt)
52062 Aachen
www.naturheilpraxis-im-zentrum.de

Sachregister

Rezeptregister

Besuchen Sie uns auch im Internet unter www.knaur-ratgeber.de

Wichtiger Hinweis

Die im Buch veröffentlichten Ratschläge wurden mit größter Sorgfalt von Verfassern und Verlag erarbeitet und geprüft. Eine Garantie kann jedoch nicht übernommen werden. Ebenso ist eine Haftung der Verfasser bzw. des Verlages und seiner Beauftragten für Personen-, Sach- oder Vermögensschäden ausgeschlossen.

Die Autorin

Maria Lohmann ist Heilpraktikerin und Medizinjournalistin und hat bereits mehrere erfolgreiche Ratgeber zu Gesundheitsthemen veröffentlicht.

Bildnachweis

Umschlagfoto: corbis/zefa/Holger Scheibe
Fotos: corbis/David Raymer S. 74/zefa/Holger Scheibe S. 3 li., 51/zefa/Ajax S. 38; getty images/Altrendo S. 57/Peter Sherrard S. 76; IFA-Bilderteam/FUFY S. 60; imagesource S. 11, 16, 52; Jahreszeiten Verlag/Christian Dahl S. 66; mauritius images/Pierre Bourrier S. 8/Stock Image S. 14, 43; PhotoAlto S. 71, 82; Brigitte Sporrer S. 2, 3 re., 6/7, 36/37, 64/65; Stockbyte S. 29, 54; StockFood/FOODLOOK STUDIO GmbH S. 58; Illustrationen: Zero Werbeagentur, München S. 33, 70, 81

Bibliografische Information Die Deutsche Bibliothek

Die Deutsche Bibliothek verzeichnet diese Publikation in der Deutschen Nationalbibliografie; detaillierte bibliografische Daten sind im Internet über http://dnb.ddb.de abrufbar.

Projektleitung: Ute Kröger, Kathrin Gritschneder
Redaktion: Petra Klose

Korrektorat: Karin Leonhart
Herstellung und Satz: Dagmar Guhl
Bildredaktion: Sylvie Busche (Ltg.), Markus Röleke
Umschlagkonzeption: Daniela Meyer
Reproduktion: Repro Ludwig, A-Zell am See
Druck und Bindung: Offizin Andersen Nexö Leipzig GmbH, Zwenkau

Printed in Germany

ISBN 978-3-426-64412-6

5 4 3 2